統合失調症回復への糸口

菊池　慎一　著

星　和　書　店

Seiwa Shoten Publishers

2-5 Kamitakaido 1-Chome
Suginamiku Tokyo 168-0074, Japan

まえがき

この本は、私がこれまで臨床のあいまに細々と書いたものをまとめたものです。エッセイ風のものからやや学術的なものまでさまざまで、並べ方も順不同ですが、そのひとつひとつは独立した論稿なので、どの章からでもお読みいただけると思います。

統合失調症に関するものが多いですが、それは、私が今まで精神科病院を主な職場にしてきたため、おのずとその入院症例を担当する機会が多かったから、というのが端的な理由です。

しかし、それだけではない統合失調症臨床へのいろんな思いは、その都度行間に込めてきたつもりです。

つたない論文の寄せ集めですが、精神科にたずさわる多くの方々にとって、ほんの少しでも何かのヒントになれば幸いです。

菊池　慎一

●――目次

スモーキン・ブルース

I

それも古き良き時代だと言ってしまうと、今となっては不謹慎に聞こえるだろうが、かつて私は煙草を吸いながら臨床現場で仕事をしていた。

蒸気機関車のごとくけむりを吐き出しては、患者の語ることに〈ほう〉と頷いていたのである。時代の趨勢もあって、今は仕事中に煙草を吸うことはない。JRの駅ではホームの一番端っこにある喫煙コーナーに行き、背中を丸めた喫煙者達に混じって吸っているし（本稿を書いてから5年も経たぬうちに、駅構内は全面禁煙となった）、歩行中の咥え煙草もしない。携帯灰皿も持ち歩いている。「煙草を吸う人は、ライターやら灰皿やらといろいろ持ち歩かなければいけないから、大変ですね」と皮肉る者もいるが、その代わりといっては何だが、私は未だに携帯電話を持ち歩いたことがない。もともとの偏屈さに卑屈さが加わって、しかも開き直っているのが今の私だ。

喫煙者を擁護したいがために、これを書いているわけではない。ましてや煙草を勧めているわけでもない。煙草のけむりは、喫煙者本人はおろか周囲の人達の健康にまで害を及ぼす。医療従事者たるものは、率先して禁煙を推奨すべきなのだ。

ただ、私が煙草を吸いながら臨床をしていた頃には、患者との間に、今では生じにくいような独特の間合いを感じることもあったのである。

Ⅱ

それは、例えば十数年間も担当医との問診を拒み続け、若い看護師なら「一度も本人の会話を聞いたことがない」という長期入院中の慢性統合失調症男性A（58歳）との間においてである。当時まだ新米だった私は、私より30歳ほど年配のAの主治医になってから3カ月が過ぎていたが、やはり彼は一度も診察室に来てくれることはなかった。私が病室に行って問診をしようとしても、一言もしゃべってはくれなかった。他患者との交流もなく、気が向いた時だけ検温に無言で応じるといった、自閉の強固な人であった。

だが、そのうち私はAと喫煙を共にするようになった。開放病棟から出てすぐのベンチの前に灰皿代わりの大きな缶が置いてあり、私は人のいない頃合いを見計らってはそこで煙草を吸っていた。その日も午前中の診察を終えて、一息つきながらベンチで煙草をふかしていた時だったと思う。突然Aが私の横に座り、煙草に火を点けて、ぷーっとけむりを吐き出し始めたのである。しばらくAと私はベンチに並んで座り、煙草を吸っていた。会話はなかった。2つのけむりが空中でくねりながら混ざり、拡散しては消えた。自分の煙草の匂いは気にならないのに、Aの煙草の匂いは妙に鼻についた。彼は2本立て続けに吸った後、のっそりと病棟内に帰って行った。

Ⅲ

煙草吸いとはそのようなものでもある。つまり我々は灰皿のあるところに集まっては時と場所を同じくするが、その目的は個々のニコチン摂取にあるのであって、少なくとも一義的には対人交流を深めたいわけではないのだ。煙草に火を点け、そのけむりを吸引して、自らの咽頭粘膜から気管、肺へとゆきわたらせる時の刺激感、脳へのニコチンの作用、そして呼吸器系への負担を感じながら、ふうーっと息をつくこの数分間の過程は、きわめて個人的なものだ。他人同士が灰皿を囲み、狭い空間に密集して煙草を吸っていても、別に気まずいとも何とも感じない。お互いが自分だけの喫煙の感触を味わいに来ていることは、お互いがわかっていることだから。

だが、まったくの他人という感触とも違う。そこに集まった者達は、きわめて個人的なばらばらの集まりである一方で、体には良くないとは知りながらも煙草の味や匂いや、そして恐らくはけむりの風景を好み、それを選んだ者同士である。そこに微かであれ共通意識がある。少なくとも私はそう感じている。だから個人的嗜好に耽溺しながらも時と場所を共にし、けむりの行方を眺める私と他人の間に、普段ならまずは生じないであろう交流が生まれてくる時もある。そこには独特の間合いがあると思う。

Ⅳ

そのような間合いがAとの間にも訪れた。煙草を吸う時にだけ、たまに病棟前のベンチで灰皿を共にするAと私の間柄が続いていたある日、Aは2本目のけむりを吐き出しながら、突然口を開いて来たのである。

「ジャーゴンヵ」

初めて聞くAの声に、私は不意を打たれ驚いた。一瞬何が起こったのかと思った。周囲には私達以外誰もおらず、それがAの独語ではないとすれば、私に向けられた声に違いない。やや籠もった感じだが、力のある声だ。

〈……え？〉

「ジャーゴンヵヤーゴンヵハァシラベロ。ハナミコウエンヵデンキカケロ」

〈……？〉

私はAが何を言わんとしているのか見当がつかず、Aの横顔を見た。

「ジャーゴンヵシャーゴンヵハァシラベロ。ハナミコウエンヵデンキカケロ」

〈ジャーゴン？　……ハナミコウエンって？〉

だが、彼は眉をひそめたまま正面を見据えて、尖らせた口からぷはーっとけむりを吐き出すと、それ以外は何も話さずにスッと病棟に戻って行った。

Aが久々に口を開いたということは病棟詰所でも話題になった。「ハナミコウエン」とは、多分毎春恒例の花見遠足で行く公園のことを指しているとか、病棟行事として秋の紅葉狩り遠足の参加者募集を掲示したところなので、それを見て行き先を「ハナミコウエンか？」と尋ねているに違いないとか。「デンキカケロ」とはEST（電撃けいれん療法）のことで、ESTを受ければ遠足に参加できると考えているのではないかとか。

V

手元のカルテによれば、Aは37歳の時に3度目の退院をしてからはアパート単身生活となり、外来通院をしていたが1年ともたず、そのうちアパートも出て野宿状態となっていた。両親は他界しており、兄弟とは絶縁状態にあった。Aはしばらく消息を絶っていたが、42歳の冬に農家の道具小屋に潜んでいるところを住人に発見され、警察に保護されて4回目の入院になった。それ以来、58歳の現在に至るまでずっと緘黙自閉の状態にあり、主治医は私以前に3回交替していたが、〝不穏ではないが薬物療法は奏効せず、病像はほぼ不変〟というのがAに対するおおよその見解だった。

私はさらにAの過去の古いカルテを調べてみた。初発は推定17歳、当院の初診は23歳の時だったが、それまでに2カ所の病院に入院し、ESTの治療歴もあった。当院初診時診断は"Hebephrenie"（破瓜病）であり、鑑別診断として"juvenile Paralyse"（若年進行麻痺）、"organische Psychose"（器質精神病）があげられていた。症状としては"Gehörs Halluzination, Selbstgespräche, läppische Heiterkeit, Manieriertheit"（幻聴、独語、児戯的爽快、衒奇的）とあり、その下に"Zerfahrenheit～jargon ?"（思考滅裂～ジャルゴン?）と記載されていたが、詳しい記述はなかった。当院2回目の入院からはカルテに鑑別診断の記載はなく、"Schizophrenie"のみとなっていた。

私はこのカルテ記載の中の"jargon ?"という箇所に目を止めた。Aの言った「ジャーゴンヵ」というのは、このジャルゴン失語のことではないのか。ジャルゴン失語は皮質感覚失語（ウェルニッケ失語）の一部で使われる用語で、錯語、錯文法のため聞き手には何を話しているのか見当がつかず、また言語心迫や復唱障害もみられるものをいう。恐らく当時の主治医はAの滅裂言語を聞いて、ジャルゴン失語の可能性も視野に入れていたのではないか。“organische Psychose”との鑑別に迷っていたのだ。だとするとAの言う「ジャーゴンヵ」というのは、「（これは）ジャルゴン（失語）か？」といった医師か誰かの呟きを、未だに復唱しているのかもしれない。そう考えると「ハァシラベロ」という言葉についての解釈も広がってくる。それは“juvenile Paralyse”かどうかの判断の根拠のひとつとして、医師が誰かに調べさせるために指示をした言動ではないのか。つまり、若年進行麻痺の特徴のひとつであるハッチンソン歯の有無を調べてみろ、ということだ。――「歯ぁ調べろ！」。

まるで当時の臨床風景が浮かぶようだ。私の想像はさらに膨らんだ。「ハナミコウエンヵデンキカケロ」。これも当時の誰かの言動だったかもしれない。――「（今度の遠足は）花見公園か。（Aを連れて行くなら）電気かけろ！」。

ただ「ヤーゴン」や「シャーゴン」についてはそういった連想は浮かばなかった。たぶん「ジャルゴン」という語に続けて、類似音を彼独特の節回しで常同的に言っているのか、音連合のようなものだろうと思った。

Ⅵ

Aはその秋、今回の16年間の入院中で初めて紅葉狩りに参加した。前日に看護師が最後の参加確認をした時、彼は小さく肯いたという。翌朝、昼の弁当、お菓子、水筒の入った彼用のリュックサックを受け取ったAは、誰よりも早くリュックを背負い、いつものベンチで煙草を吸っていた。引率の一人である私も眠気覚ましに煙草を吸いながら、ベンチに座って出発を待った。私はけむりの先の青空を見ながら、隣のAに何気なく声をかけていた。

〈今日は花見公園じゃなくて、紅葉（もみじ）のきれいな公園ですね〉

「モミジコウエンヵ」

即座の返答に、声をかけた私の方がドキリとした。この時私は、Aが会話を返してくるなどとはまったく予想せぬまま、いいかげんに彼に声をかけていたのだ。

〈……そう。花見公園よりちょっと遠いらしいけど。……大丈夫ですよね〉

私は少し慌てて言葉を返した。言葉を返しながら私は、以前彼が言った「ハナミコウエン」という言葉を、私自身の勝手な解釈である〈花見公園〉として使い、更に対比的に〈紅葉のきれいな公園〉という表現を使った自分に気づいた。だがそれを聞いたAは、何の違和感も無いように〈紅葉のきれいな公園〉という言葉を受けて、「モミジコウエン」という短縮した形の言葉に言い換えたわけだ。ということは、やはり以前Aの言った「ハナミコウエン」というのも、「花見（をする）公園」のことだったに相違ない。

（ちなみに、思路障害の目立つ慢性統合失調症者の表出される言葉には、そこに本来あるべき説明が脱落し、圧縮融合されて、意味連関がこちら側に伝わり難くなっている言葉があるように思う。その場合、圧縮融合された言語の塊を、言わば固まったフリーズ・ドライ食品を湯で戻すように丹念にほぐして、そこに本来の意味を見出して行くことは、思路を整え、疎通性を改善していく上でも存外大切な臨床的関与だと考える。この点については、かつて拙論(2)で別の症例をもとに詳述したことがあるので、そちらを参照されたい）

Aは私のこの小さな発見を知ってか知らずか、立て続けに煙草をすぱすぱと吸引すると、それを缶の内側で揉み消してから、体を小刻みに揺らして、さらにこう言った。

「モミジコウエンヵデンキカケロ」

〈電気をかける必要などないですよ〉

その時、「出発しますよー」という看護師の声が病棟から響いてきた。Aは初めて私と少し視線を合わせた。会話は途切れた。彼は私が煙草を吸い終わるまでじっと待ってからスクッと立ち上がり、病棟内に2列に並んだ患者達の最後尾についた。

紅葉狩りの道中、私は遠目からAを見ていた。彼は眉間に皺を寄せたまま黙々と歩いており、紅葉を愛でる余裕などないように見えた。だが、いつの間にか赤く染まった大きな落葉をしばらく右手に持って歩き、途中でそれをリュックサックの中にしまい込んでいた。

昼食後、職員が持って来た灰皿缶が木陰に置かれると、そこに煙草吸い達が集って来た。私は少し時間をずらして人のまばらになった頃にそこへ行き、煙草を吸いながら、光に照らされて透けるように美しい紅葉を眺めていた。

「センセイ、……ヒッ、ヒッ」

そう言いながら、シケモクを咥えたAが私の傍に寄って来た。私はAのシケモクにライターで火を点けながら、

〈紅葉がきれいですね〉

と言ってみた。余裕を持って話しかけたつもりだが、彼からの返答はなかった。

Ⅶ

紅葉狩り遠足を境に、Aは定期診察に時々応じるようになった。同じ曜日の同じ時刻に、毎回ではないが診察室を訪れるようになった。基本的に無口なのは変わらないが、それなりに会話は成立するようになった。食欲や睡眠は良好だがやや便秘気味であること、今も時折家族（他界し

た両親）の声が聞こえてくること、「オマタノオロチ」（ヤマタノオロチではない）が腹の中で蠢くと便が出ることなどを、Aは朴訥な口調で話した。思路は弛緩しており、時に途絶、音連合、言語新作が見られた。袋作りの作業を勧めてみると、Aはすんなりと週に1回参加するようになった。病棟前のベンチで吸う煙草の本数は毎回2本と相変わらずだったが、その燻らせ方は、以前よりどこかゆとりが漂ってくるような、そんな姿に見えた。

「ジャーゴン」や「ハァシラベロ」という言葉は、病棟スケジュールが変化した時や行事の迫った時に、恐らくはAの心の中で不安や期待が強まると湧き上がる、ということもわかった。何か一種のフラッシュ・バックのように、自動的にその言葉が口をついて出てくるようだった。急性期の患者について、「ほとんどいかなる外部からの刻印も従順な粘土のように受け取る」と形容した中井(6)の記述が頭をよぎった。私はそれらの言葉について、以前私なりに考えていた解釈をAに話してみた。そして器質的な脳の問題はなく、若年進行麻痺でもないこと、さらに今後もESTの必要はないであろうことを改めて彼に説明した。もし過去の医療者側の不用意な言葉に、Aが深く傷ついたままなおざりにされてしまっているのなら、それは良くないと感じたからだ。

私の話がどこまで的を射たものであったのか、またどこまで彼に理解されたのかはわからない。だがそれ以来、「ジャーゴン」、「ハァシラベロ」という言葉は聞かれなくなった。ただ、「デンキ」に関しては、なお彼の夢の中に時々出てくるようだった。

Ⅷ

その後私は転勤となり、新たな勤め先で臨床を続けることになった。分煙が叫ばれ出した頃から臨床現場では煙草を吸うこともなくなったが、それまで私はAとの関係のように、煙草をきっかけに患者と予想外の交流が生じることを幾度か経験した。「煙草を吸っている時だけが、何かこう、自分を感じられる」と言う者や、「先生が煙草を吸っている時の方が緊張しない」と語る者もいた。そういう者の多くは、自閉の目立つ統合失調症の患者達だった。

私は次第に、統合失調症臨床における患者との交流を円滑にする秘策が、煙草を吸う時空間の中に隠されているのではないかと感じるようになった。そしてその実感は、松尾(5)の著作に出会ってさらに強固となった。松尾は、より認識論的な領域における統合失調症事態を検討し、「非対象化的無関心的沈黙」という治療的契機の本質的意味を模索した。臨床実践の中で、そこに2つの沈黙、すなわち「沈黙・Ⅰ」――両者のあいだに対他(者)的緊張感があふれた沈黙と、「沈黙・Ⅱ」――互いに自分自身にのみ関わりながら、かつ共にいるという沈黙があること、そして始めは治療者の一方的な沈黙への抵抗とも思われる「沈黙・Ⅰ」の中に、次第に気の抜けたような時間の飛躍がわずかずつ挿間され、そこに「沈黙・Ⅱ」が生起し、両者の混在した沈黙を経過した後に、全体的に「沈黙・Ⅱ」のおだやかな茫洋とした感じが面接場面全体を彩るようになるという治療経過を述べた。

私はこの記述を読むまで、沈黙というものをひとつの治療的戦略として捉えたことはなかった（むしろその頃の私は、慢性統合失調症の無為自閉や滅裂をいかに改善させるかという課題に対し、もっと力動的で非沈黙的なアプローチを用いていたように思う。具体的には以前の拙稿[1]が、そのニュアンスをいくらかでも伝えてくれるかもしれない）。

だが、確かに「沈黙・Ⅰ」にみられるような緊張感を持続させたまま、ずっと緘黙し自閉している症例に稀ならず遭遇していた。そしてそうした者とたまたま灰皿を共にしながらも、ただ自分の煙草を吸い、自分のけむりの漂う様を漠然と眺めながら個人的嗜好に漬かっている時、そこにある沈黙には対他的緊張感はなかった。自分のけむりに包まれながら、やはり同じように自らのけむりに包まれた隣人がそこにいる、そんなゆったりとした時空間における沈黙だった。そこからフッと会話が生まれ、それが症例Aのごとく大きな治療的転回点となることもあった。こうした沈黙も、松尾のいう「沈黙・Ⅱ」のひとつなのだろうと思った。

Ⅸ

臨床現場で煙草を吸わなくなってから、しばらく私は以前ほどもっちゃりとした診療を実現できなくなっていた。

もっちゃりというのは、もともとは京言葉で「野暮ったい、見栄えがしない、あかぬけない」といった場合に使われるマイナス・イメージの擬態語である。だが、こと精神科臨床に限っていえば、スマートであかぬけた臨床など、私はお目にかかったことがない。むしろ煮え切らない問題を絶えず抱えながら、泥臭くも粘り強いもっちゃりとした臨床の中にこそ、一筋の光明も射して来るというものだ。それに、具体的な対人場面を考えてみても、このもっちゃりさ加減を自覚的にうまく使えば、とぼけた味のある穏やかな雰囲気を醸し出すことができる。例えば、もっちゃりとした漫才は厭味がなければ実に味わい深い。まあ粋ではないが餅のような粘りがあり、鈍重だが柔軟性がある。腰の据わったというほど本格的ではないが、どこか愛嬌のあるどっしり感が見る者に安心感を与える。精神科臨床においても、このもっちゃりとした感覚が治療者側には必要なのだ。そして、スマートにあかぬけていくのは患者側の方であってほしい。

このもっちゃり感を診察場面で絶妙に発揮する先輩精神科医がいた。彼の診察は、一見野暮ったく、洗練されない地味なものであったが、患者の語りを十分に聴くことを主眼としながら、合いの手の入れ具合や間の取り方にかなりの余裕を持たせ、時には惚けたり、時には大袈裟に驚いたりしながら、妄想的文脈に囚われ過ぎないよう、感情に流され過ぎないように巧みに患者を導いて、それとなく話を治療的文脈へと誘っていくことに長けていた。彼の前に座った患者の緊張はいつしかほぐれ、沈黙の間には和やかな雰囲気が漂っていることが多かった。短気だった私は、この先輩のもっちゃりさ加減を見て実に素晴らしいと思い、勝手に私の臨床における目標のひとつにしていたのである。

私は、以前ならそのもっちゃりとした間合いを取るために、煙草を吸う一連の動作を加えたり、考えるふりをしながら私自身も一息つくという野暮な手段として、煙草を燻らせたりしていたのだ（もちろん煙草が嫌いな人の前ではやらなかったわけだが）。だが煙草というアイテムが無くなってから、私の問診には粘りがなくなった。間合いを取るリズムが崩れ、そこに無理矢理言葉を押し込めようとするために、当然ながらその言葉は宙に舞い、私に空しく返って来た。それが私を更なる焦りに追い立て、患者の表情を固くした。私のニコチン切れのせいもあるかもしれない。しかし多分私は、煙草を吸う行為によってうまく立ち現れていた、患者との貴重な沈黙の時空間を失ってしまっていたのだ。

X

最近私は歳とともに頭の回転も悪くなり、伝えるべき言葉が瞬時に浮かばないことがあったり、もともとの近視に老眼も加わって、カルテ記載の速度もゆっくりになった。肩関節可動域は狭まり、キャッチボールでも納得のいく球が投げられなくなった。〈そろそろ年だ〉。それは、ひたひたと忍び寄る老化にいよいよ向き合わざるを得なくなった更年期層に共通する、ありふれた溜め息に過ぎないのかもしれない。

しかし、臨床家として診察場面でのカルテへの逐語的記述行為の中に治療的技法を感じたり、[3]草野球やソフトボールといった団体スポーツに集団精神療法的意義を見出して来た[4]私としては、その実践に際して、自分のこの老化がどうにも邪魔であり、歯痒いのである。歯痒いが仕方あるまい。そうして皆年を取っていくのだ。加齢とともにその臨床スタイルも経験の裏打ちが増える分、機動力のないものに変遷して行くものだ。そう自らに言い聞かせる。

だがそれだけでもない。患者との間合いという点からすると、この頃、私は煙草がなくとも、少し呆けてはいるがゆったりとした間合いが自然と生じていることを時に実感するのである。怪我の功名ならぬ、老いの功名とでも言うべきか。勿論それはもっちゃりとして見栄えのしないものだ。だが、案外いい沈黙を作り出すポンコツ・アイテムとして逆利用できるかもしれないではないか。そうした希望的観測で自らを鼓舞しながら、私は今日も臨床現場に向かっている。

文献

(1) 菊池慎一「軽躁患者との『共生生活』を契機に荒廃像の改善がみられた慢性分裂病の2症例」『精神科治療学』8、705–712頁、1993（本書所収）
(2) 菊池慎一「語らない破瓜病者が書いたもの―その精神病理的特徴と治療的関与について―」『精神科治療学』13、1257–1264頁、1998（本書所収）
(3) 菊池慎一「治療技法としてのカルテ記載について」『精神科治療学』19、789–792頁、2004（本書所収）
(4) 菊池慎一「草野球と統合失調症臨床」『治療の聲』8、65–74頁、2007（本書所収）
(5) 松尾正『沈黙と自閉―分裂病者の現象学的治療論―』海鳴社、東京、1987
(6) 中井久夫「分裂病の慢性化問題と慢性分裂病状態からの離脱可能性」笠原嘉編『分裂病の精神病理5』、東京大学出版会、東京、13–66頁、1976

（『福岡行動医学雑誌』第15巻第1号、4–9頁、2008）

治療技法としてのカルテ記載について

I　はじめに

日々の臨床において、カルテ記載という行為は必然的についてまわる。医師としては不可避の仕事である。特に心を扱う精神科医にあっては、症例の陳述内容を記録にとどめておくことが大切なことは言うまでもない。筆者も各症例の診察で、カルテに書くことを繰り返し続けている。しかも時には、サリヴァン(6)なら推奨しなかったであろうような、談話内容に対する逐語的な記述を行っている。

これにはいくらかの訳がある。確かにヤスパース以来の記述精神医学や、ブランケンブルグに代表される現象学的精神病理学を筆者が踏襲しているところも大きい。症例の病状経過や治療の経時的推移をできるだけ生の陳述とともに記録しておくことは、後々の診療に役立つのみならず、看護スタッフや他の治療関係者にも把握してもらえると思うからでもある。安永(10)は「精神科のカルテ書き」について、「日本人の患者を描写するには、日本語でなければ表現できない場合が多い、(中略)そこはつまらぬ虚栄などにこだわらず、のびのびと日本語で書け、同じ病気でも、一人一人ニュアンスは皆ちがうのだから、それがわかるように記述せよ……それは又、見逃されていた新しいことを発見してゆくよすがにもなる」といった趣旨の指導をかつて安永自身が受けたことを述懐しているが、これとよく似た指導が、世代を超え、しかも異なった場所で研修を受けた筆者にも受け継がれていることは感慨深い。

しかし本稿において筆者が一番強調したい訳は、もっと臨床現場そのもの、カルテへの逐語的記述行為をしながらの面接場面そのものの中に、まさに治療技法のひとつとしてとらえうる積極的な治療構造があると感じるようになったからである。そしてそれは、特に幻覚・妄想を訴える慢性統合失調症患者との面接場面で少なからず感じる印象なのである。

Ⅱ　逐語的記載をしながらの面接場面

ここで筆者の病棟での日々の精神科面接の場面を振り返ってみたい。まず患者は看護スタッフの声かけで入室してくる。着席するや否やしゃべりかけてくる患者もいれば、こちらの問いかけにようやく重い口を開く患者もいる。患者の椅子は筆者に対してほぼ90度の角度で座れるよう配置している。それは正面からの直視による圧迫感をお互いが避けるためでもあるが，この方が談話を傾聴しやすいことと，筆者のカルテ記載に患者の目を十分届かせるための配慮でもある。したがって2人の物理的距離は近い方である。

談話への導入はさまざまだが，患者が語りだすと筆者はそれに合わせて逐語的記載を始める。時々軽く頷いたり合の手を入れることもある。筆記についていけない時は，軽く制止しながら，聞き取ることのできた文が書き終わるまで待ってもらう。この時たいていの患者は待ってくれる。待ちながら筆者の筆記姿を見つめていたり，自分が語ったものがカルテに記載されていくさまを目で追っていたりする。妄想内容を興奮気味に語り続ける患者もこの待ち時間には沈黙し，筆者の次の合図でまたしゃべりだす。この逐語的記載と時々の合の手，筆記に追いつく時の沈黙を繰り返すだけで，先ほどまでの興奮がおさまる患者もいる。

さらに具体例を挙げる。被毒妄想と盗聴器体験が活発で，入院してくるまで未治療であった45歳の男性統合失調症患者Aは，入院当日も「農薬が入っている」と，食事や服薬を強く拒み続けていた。本人の訴えを逐語的に記載しながら，妄想内容の真偽には言及しない姿勢でしばらくカルテ記載を中心とした診察を続けた。するとAの語り口調から次第に怒気が少なくなり，視線も筆者の顔を睨むようなギラギラしたものから，記入されるカルテの方に向けるようになった。頃合をみて筆者は，カルテに記した会話文を振り返るようにペンでなぞりながら，〈えーと……，ん？　食事に農薬が入ってる……〉と初めて少し驚いた表現を示し、〝農薬〟の記載箇所にペンを留めた。〝食事に農薬が入っている〟という言葉を、まるで〝（このカルテ記録によれば）食事に農薬が入っている（ことになっている）〟といった口調と仕草で返したのである。するとAは「そうそう、農薬やら毒やら入れられたらたまったもんやないでしょ？」と共感を求める表現をしてきた。筆者はその言葉をまた書きとめ、〈そんなものを入れられたらねえ〉とやや平坦な調子で返答しながら自らの言葉も書き記し、少し間をおいて〈えっ、農薬以外に毒もあるの？〉とカルテを見返した。Aはやや意表を突かれた表情をみせながら「いや……、たぶん毒のような、とにかくそういう味というか、いや、私にはわかったんです！　すでに膵臓やら膀胱やらやられてるんです。警察にも何回も行った、だってそうでしょう、そんなん入れられたらおたくやって身を守るしかないでしょう！」と、途中からは確信に満ちた表情で言い寄ってきた。筆者はAのやや興奮を伴った感情表現には相手をせず、Aの語った会話文をカルテに忠実に書記してから、〈膵臓やら膀胱が……〉とカルテを見直すようにして確認した。少しの沈黙の後Aは「いや……、そこは胃かもしれへん。……胃も書いといてください」とカルテの方に顎をしゃくらせながら記述内容の追加注文をしてきた。それを書記した筆者は〈つまりいろんな臓器が、農薬と毒で？〉と〝農薬と毒〟の部分を強調しながら返答した。するとしばらくしてAは、カルテを指差しながら、「……やっぱり……毒のところはいらんわ」とつぶやいた。筆者は頷きながら事務的な調子で〝毒〟という記載の上に二重線を引いて訂正を示し、〈ところで……〉とゆっくりとAの方を向いた。少し柔らかい口調で、〈ここの食事には農薬は一切入ってないから安心するよう。それと農薬は一切ないけど、良薬を毎食後と寝る前に処方しておいたからね〉と言いカルテを閉じた。この診察の翌日からAは少しずつ食事摂取を始め、その3日後には規則的な服薬が可能になったのである。

Ⅲ　患者の矛先の変化と治療者の役割

この例は、初めて精神科医療に遭遇せざるを得なかった拒食・拒薬の統合失調症患者に、まず、いかに食事をとってもらい、薬を飲んでもらうかということに主眼をおいた治療導入場面でのやりとりである。訴えに対し、受容的態度を維持しながらも妄想構築には加担しないよう、筆者なりに工夫をしているつもりだが、熟練した臨床家ならはるかに気のきいた「姿勢覚的言語」（安永）[11]で応対できるのだろう。

しかし、筆者がここであえて注目したいのは、その談話内容の妙ではなく、患者の訴えかけが向かう矛先の変化なのである。面接開始当初は、あきらかに筆者の顔色を見ながら感情表現を伴った発言をぶつけてきていたAが、筆記している筆者の姿や、文字の刻まれつつあるカルテへと視線を移し、面接終盤にはカルテの方へ顎をしゃくらせたり、指差したりしながら、カルテ記録に関する追加注文や訂正を示してくるようになった。つまり、患者の訴える矛先は、筆者自身から、筆者の記載するカルテ、そしてカルテ記録の方へと変化しながら、落ち着きを取り戻していったのである。

一方、筆者はどうであったろうか。Aの感情表現にはできるだけ相手をせず、訴えてきた言葉そのものに対する書記的役割を忠実に演じながら、いったんはカルテ上に刻まれた記録文を資料とし、それを介してAに質問を投げ返すという行為を行っていた。つまり卑近な例えだが、会議で言えば、筆者は『書記係』として議員Aからの発言を黒板に書いて題材としながら、『司会者』として議員Aの視点を黒板に向けさせつつ、同時に黒板を見つめる『別の議員』の立場として、題材に限定した質問を議員Aに問いかけているのである。この場合、黒板に書記された題材は、議員Aの手の内にあった固有のものから、参加議員達にあまねく共通な題材として、内容の真偽や正誤はいったん棚上げされた状態で公表される。しかる後に、『別の議員』である筆者が議員Aに質問を投げかけ、議論が進んでいくのである。したがってこの議会の構造からすれば、議員Aの感情表現を受けて立つ者は、公平・中立性を基本とする『書記係』や『司会者』ではなく、自由に発言できる参加議員達に限定される。ただし診察場面での会議には筆者とAの2人しか存在しないので、ひとり3役（『書記係』『司会者』『別の議員』）をこなす筆者の『別の議員』役が請け負うことになる。そして言うまでもなく会議における黒板とは、診療場面におけるカルテであり、カルテに書かれたものは筆者とAに共通の題材として公表されるわけである。

このカルテへの書記が及ぼす効果は、単にAの発言を題材として明瞭化するという効果のみではない。Aの情意表現の総体（発言内容、声の大きさ、抑揚、語勢、リズムから、表情、髪の乱れ方、身振り手振りまでも含めた、感情や意志の表出の総体）から、いったんは発語文のみを切り離し、無表情な書記文の羅列として措定した上で、それをいわば公平・中立的なテクストとして、Aと筆者に投げ返す効果を持っているのである。

Ⅳ　テクストとしてのカルテとパースペクティブの変換

患者の陳述の書字記録への変換によるテクスト化については、かつて鈴木[7]が「この書字記録は、患者に属するものでも私に属するものでもなくて、私や患者の外部にある。記述によるテクスト化によって、患者の陳述（とそれに対する聞き手の了解）があらかじめ絡めとられていた言語という外部性が確保されるとともに、その限界内で私固有のパースペクティブ（テクストの暫定的な〝私有化〟）も可能になる」と述べたことと関連深い。その後鈴木[8]は、鈴木固有のパースペクティブから、統合失調症にみられる表出症状としての言語表現の特異性を精神病理学的に丹念に抽出したわけであるが、筆者はこのテクスト化された書字記録を、患者とともに改めてそのつど見返すという臨床実践そのものの中に、治療者側だけでなく患者側にも、患者固有のパースペクティブ（の変換）が生じる事態があり、それがひとつの治療的効果をもたらしているのではないかと考えるのである。

ここで非常に参考になるのは、中嶋[(2)(3)]の臨床的な実践知に基づく、きわめて的を射た論述である。かつて中嶋[(2)]は、「治療者がタイミング良く話の流れ（文脈）を変えてしまうと、患者が治療者の提示した新しい話の流れにこだわりなくついてきてしまう」という、統合失調症患者の持つ「『腹芸的』な交流」の特性を見い出した。さらに幻覚・妄想を示す慢性統合失調症患者にみられる、コンラートの「乗り越え不能」とは一見矛盾するような二重見当識の性格について、「その場性」という体験構造をもとに、「妄想フレームと現実フレームとの相互に孤立的な継起の結果として、妄想と現実との共存という外観が生じる」という考え方を示し、患者が「妄想フレーム」に陥っているときには、治療者が意図的に話をずらして「現実フレーム」に持っていくことが精神療法的アプローチのひとつになることを提案した。[(3)] 筆者が患者に感じるパースペクティブの変換というのも、まさにこの「妄想フレーム」から「現実フレーム」への変換と通底するものがある。また、大辻[(4)]の「お笑い精神療法」における治療者—患者間の「笑い」にも同様の実践知が窺える。

ただし、筆者がここで述べようとしている変換は、語られるもの（患者の談話）から書かれるもの（談話の書記）へのテクスト化（書記的措定）と、そのテクストの2者間での共時的見直しという構造に依拠したものである。それはまず、そもそも発話というものが、現前状況に依存した、文脈化された（contextualized）言語使用であるのに対し、テクストは現前状況からは切り離された、脱文脈的な（decontextualized）ものであるという性質の違い[1][5]を利用している。つまり談話の書記的措定によって、文脈的に妄想世界を語る患者の情意表現の総体から、妄想的陳述（文）のみがいったん脱文脈化され、それが共通のテクストという形で2者間の新たな文脈の中へと再投入される。この場合、訴えに絡んでいた発話文以外の情意のうねりとでもいうべきもの（戦慄、恐怖、怒り、憎悪、悲哀、絶望感など）は、治療者側にある程度向かうものの、大部分は行き場を失い、かき消されるように元の鞘（患者の心の内）におさまる。そして患者はこの状態から、ほんの少し前には心の内から外へと発していた妄想的陳述が、テクストと化して外から内へと向かってくる事態に直面する。この事態への対応として患者は、先ほどの情意のうねりを伴ったものとは別の、テクストをテクストとして客観視し、理解、分析、評価するといった、論理的思考優位のパースペクティブの変換へといざなわれるわけである。ちなみに、この情意のうねりが元の鞘におさまってパースペクティブが変換するという現象は日常生活でも稀ならず観察される。つまり、例えば激しい口論になっていて収拾がつきそうにない2者間に上手な仲裁者が入り、〝ことの発端〟を整理していく過程で、お互いが冷静さを取り戻す時にみられる。ここにおける仲裁者の仲立ちは、興奮を伴った両者の感情的思考から感情を切り離し、論理的思考へと変換させる効果を持つ。そして仲裁者の整理とは、〝ことの発端〟についてをテーマとした、3者共有のテクスト化作業の一過程と言えるかもしれない。

V　おわりに

患者の心の内から外へと投げ出された妄想的陳述は、それが脱文脈化され書記的措定を被ることによって情意のうねりを元の鞘に戻し、それと引き換えにテクストとして刻印される。テクストは外から内へと再投入され、それは患者のパースペクティブの変換の契機となる。この試行の繰り返しが、患者の情意の安定化と幻覚・妄想へのとらわれの軽減につながるのではないか、というのが本小論における筆者の提案である。

カルテに書き続けることは根気のいる地味な作業だが、けっして職人芸的熟練を要するものではない。そしてその作業を介した関係性の中で、いつしか患者の方からパースペクティブの変換を示してくるようになる場合も少なくない。例えば病状が比較的安定した血統妄想のある男性入院患者Bは、いつもの妄想をひとしきり述べた後、「ここからは書かんでええよ」と言い相撲談義に花を咲かせる。臓器幻覚はとれないものの睡眠の安定した女性外来患者Cは、いかに脳味噌や大腸がうごめいているかを語る最中に筆者のカルテを覗き込んで、誤字を鋭く指摘しながら「先生もお疲れね」と苦笑いするのである。ちなみにこのような場合、カルテ開示にまつわる議論[9]とはほとんど無縁である。なぜならば、もうすでにここでのカルテは、開かれて在ることを自明の前提としたものだからである。

文献

(1) 茂呂雄二『なぜ人は書くのか』認知科学選書16、東京大学出版会、東京、1988

(2) 中嶋聡『分裂病の実践知と治療』金剛出版、東京、1994

(3) 中嶋聡「分裂病性二重見当識に関する一考察―『その場性』の視点から―」『臨床精神病理』17、187-198頁、1996

(4) 大辻叡彦「お笑い精神療法」『精神医療』29、123-128頁、2003

(5) Ong, W. J.: Orality and Literacy. The Technologizing of the Word. Methuen, London, 1982.（桜井直文、林正寛、糟谷啓介訳『声の文化と文字の文化』藤原書店、東京、1991）

(6) Sullivan, H. S.: The Psychiatric Interview. W. W. Norton, New York, 1954.（中井久夫、秋山剛、野口昌也他訳『精神医学的面接』みすず書房、東京、1986）

(7) 鈴木茂「臨床的方法としてみた記述と了解概念── Karl Jaspers 批判──」『臨床精神病理』14、225–241頁、1993
(8) 鈴木茂『人格の臨床精神病理学』金剛出版、東京、2003
(9) 高橋清久「カルテ開示に関する検討経過と問題点」『精神経誌』101、626–632頁、1999
(10) 安永浩「臨床精神病理と記述の問題──カルテは如何にあるべきか──」『臨床精神病理』21、195–204頁、2000
(11) 安永浩『精神科医のものの考え方』金剛出版、東京、2002
(『精神科治療学』第19巻第6号、99–102頁、2004)

超音波検査室で精神科医が思ったこと

Ⅰ　はじめに

筆者は非常勤の勤め先で、精神科診療以外に入院患者の超音波検査を担当している。当初はたまたま前任の退職に伴い、後任が来るまでのごく短期間代理を務めるつもりだったのだが、振り返るとすでに8年が経過した。現在も定期的なスクリーニングを中心とした腹部超音波検査を毎月40例程度のペースで行っているので、年間延べ400～500回の超音波検査を細々と施行していることになる。

精神科入院患者の腹部超音波所見において、筆者なりに気づかれることをまず列挙すれば、①陰性症状が主体で、無為に過ごしているタイプの統合失調症患者には脂肪肝（fatty liver）が多いこと、②臥床傾向にある高齢者には腎結石（renal stones）や胆砂（sludge）の停留がみられやすいこと、③抗精神病薬を多めに服用している患者には腸管ガス像が観察されやすく、検査に難渋することがあること、そして④低Na血症を呈している患者の一部に水腎症(hydronephrosis)が認められること、などが挙げられる。だが、これらはいずれも筆者の主観的印象であって、確かなエビデンスに基づいた見解ではないことをご了承いただきたい。

さて上記①〜④は超音波所見からみた内科的な印象だが、本小論でこれから筆者が述べることは、そういった内科的なことではない。精神科医としての筆者が、超音波検査を介して患者とやりとりをする中で感じた、精神科的な視点からみた印象である。それゆえ当然のことながらエビデンスに基づいたものでもなければ、画像的に明示し得るものでもない。したがって以下の話を訝しがる向きがあっても一向に構わないし、汎化され得るものでもないだろう。しかしそれは筆者の素朴な実感に相違なく、臨床実践でもある。そもそも精神科臨床が対人関係を抜きにして語ることはできないものであるとすれば、検査室内で繰り広げられる対人関係にも、等しく臨床的な視点が向けられるべきである。本稿ではその中でも、とりわけ「疏通性」が問題とされる統合失調症の患者についての、病棟や診察場面ではなかなか気づかれにくいと思われる特徴のひとつについて、筆者が実感してきたことを述べようと思う。

Ⅱ　超音波検査室の様子

ここで検査室の様子を簡単に描写しておこう。筆者が毎週使っている検査室は、超音波検査機、ベッド1台、机と椅子、それに小さな洗面台のある簡素な小部屋である。心電図・脳波検査も施行されるので、それらの機器も隅の方に置かれている。検査施行中には臨床検査技師が1名傍らにいて、検査を効率良く進めるための段取りをしてくれている。

検査は午前中、9時頃からの1時間弱である。患者はすでに看護師に伴われ、検査室前の廊下で待機している。声高にまくしたてている躁状態の若い女性もいれば、硬い表情でうつむいたままの中年男性、手指振戦のみられる車椅子の初老男性など、その日によってさまざまな患者が順に検査室を訪れるが、入院患者の入院時精査と定期的スクリーニングを主に施行しているので、訪室者の7割は慢性統合失調症患者である。患者は朝食を抜いて待っているため、「腹減った、検査まだか?」と看護師に訴えていることもある。その声がドア越しに聞こえた時など、超音波走査中の筆者は、いくばくかの焦燥を感じるわけである。

患者が入室し、ベッド上に仰臥位になって腹部が露出されると、検査室の照明は消され、暗室の中に超音波モニター画面の明かりと卓上スタンドの照明のみが浮かび上がる状態になる(だがごく稀に、この過程にいくまでに検査中止を余儀なくされる場合がある。それは入院時精査目的の不穏興奮状態の著しい症例である。ベッド上安静が保てず、それでも筆者は何とか本人を説得しながら検査を始めようとするのだが、ほとんど円滑な交流が成立しないまま、後日再施行の判断をせざるを得ないことがある)。

さて筆者は、横たわった患者の右側腹部の傍らで患者の顔が見える方向に座り、モニター画面を見ながら、プローブを患者の腹部に当てて滑らせ、肝、胆、膵、腎、脾などを順に検索し、その画像を記録していく。検査中には、より精密な画像所見を得るために、腹式呼吸をしてもらうことが多い。その際には筆者が「大きく息を吸ってー。ハイ、停めてー。吐いてー」とか「お腹をプーッと大きく膨らませてー」といった掛け声をかけて、患者に腹式呼吸をうながす。それ以外では「今は楽にしといていいから」と一言いっておく。そして検査終了時に、筆者が「はい終わりました」と終わりの合図を告げると同時に、照明が付けられる。患者は退室し、次の被検者が入室してくるのだが、その合い間に筆者は机に向かって検査所見をあらかた結果用紙に記入しておく、といった按配である。

Ⅲ　検査室で思う精神科的な実践知

この何気ない検査風景のどこに、精神科的な実践知を筆者が感じるのか。それは「疏通性に乏しい」「Rapport不良」などとカルテ記載されているような統合失調症の症例に少なからず感じられる検査に対する協力的な姿勢なのである。ここでいう協力的姿勢とは、患者が検査を嫌がらないというだけでなく、筆者がプローブを当てようとする箇所に微妙に体を動かしたり、さらに具体的にいえば筆者がより精密な超音波所見を得るために時折かける腹式呼吸の合図にいかに患者がうまく呼吸を合わせてくれているか、ということである。これは筆者の指示に、患者が単に従順に従っているだけだという単純なものではない。暗室の静寂のもとでベッドに横たわった患者と、その傍らに添いながら腹部に触れている筆者との、緊張の中にもリラックスした2人の間で営まれる、繊細な「呼吸合わせ」である（この小部屋、薄暗がり、静寂、安静臥床、寄り添いという環境構造自体にも、すでに2者関係の親密さを容易にする、ある種の効果があると考えられ大変興味深いが、ここでは言及しない）。筆者は、腹式呼吸が不得手な患者には「吸ってー、停めてー、吐いてー」という掛け声と同時に患者の腹部の膨らみ具合を見ながら筆者自身も腹式呼吸をすることがあるため、合図の声がかすれがちになるが、この方法は存外うまくいくことが多い。うまくいった場合には、「うまいね」と軽く筆者が感想を告げることもある。するとそれ以後の「呼吸合わせ」が格段に上手になることもある。

もっとも、この「呼吸合わせ」がほとんど不可能な場合もある。それは疾患や状態像でいえば、重度の認知症や知的障害、せん妄などの意識障害にあるもの、そして緊張病性昏迷状態や顕著な幻覚妄想状態にある統合失調症の場合である。しかし統合失調症患者の場合、昏迷の程度によっては、わずかでも「呼吸合わせ」に応じようとする患者は稀ならず存在する。また例えば独語、空笑が顕著で、会話をほとんどしない破瓜型統合失調症患者は、検査開始当初はしきりに独語を繰り返し、虚空を見ては空笑していた。しかし上述した「呼吸合わせ」の合図を数回行ううちに、独語がしばらく途絶え、筆者の掛け声に合わせて腹式呼吸を行い、退室の際に一言「先生、ありがと」と、病棟では滅多にみせない挨拶を示して筆者を驚かせたこともある（ちなみに、筆者はこの病院に非常勤ではあるが十数年間勤め続けている。それゆえ長期入院患者であれば、受け持ち患者以外でも顔馴染みになっている者もいる。そのような下地が、さまざまな患者との疎通をわずかでも良好なものにしている可能性は否定できないが、少なくとも筆者とこの破瓜型の患者との病棟での直接の交流は、皆無に等しかったことを付言しておく）。

Ⅳ　統合失調症患者の「呼吸合わせ」から感じたこと

この繊細ともいえる統合失調症患者の「呼吸合わせ」に関連して筆者が想起することは、かつて拙論[1,3]でも記したような、患者に対するある種の働きかけである。

例えば、破瓜荒廃像を呈している男性統合失調症患者に、たまたま軽躁患者が濃密に関与した際に荒廃像の改善がみられた2例において、筆者は①「情意表現の直截さ」を配慮した非言語的関与、②「その都度の自己」への呼び戻しのための注意の喚起、③「思路づけ訓練」、④「その都度

の自己」の維持の促し、⑤実践の場での一対一の生活技能訓練、といった5点を軽躁患者自体の働きかけから抽出した。(1)

また長期にわたり緘黙自閉が顕著であった女性統合失調症患者に、日記を介したゆったりとした働きかけをすることによって疏通性の改善した症例では、上記のうち特に③と⑤の重要さ、そしてその回復過程の舞台ともいえる2者関係の重要さが考察された。(2)

さらに、妄想を語る患者の診察に際し、カルテを逐語的に記載し、その書字記録を患者とともに見つめながら談話をすすめるという関与自体に、患者の妄想的文脈からのパースペクティブの変換が生じ、それが情意の安定化と幻覚妄想へのとらわれの軽減につながる可能性を示した。(3)

こうした統合失調症患者に関する筆者なりの実践知は、各々の臨床的背景（類型や状態像など）の違いによってその具体的方法論は異なるが、ひとつの重要な共通項を持っているように思える。それはいずれの症例においても、統合失調症患者とその人に働きかける他者との間に、途中からは「息の合った」2者関係が生じてくるように思える、ということである。もっとも、この「息の合った」という実感は働きかける側の希望的主観にすぎず、統合失調症患者には実感されていないのかもしれない。それどころか彼らは、働きかける側の期待に何とか沿おうと、「息を合わせよう」としているのかもしれない。しかし筆者が「息の合った」と感じる瞬間には、少なくとも筆者はその統合失調症患者を「疏通性不良」とは感じていないことも確かである。

V 「息を合わせよう」とする志向性とは

このように考えた場合、前述した「その都度の自己」への呼び戻しや、「思路づけ」訓練、あるいは妄想的文脈からのパースペクティブの変換へのいざないといった工夫は、すべて働きかける側の思惑に叶うような、つまり患者の「疏通性」を働きかける側の気に入ったもの（「疏通性が良くなった」とみえる状態）に誘導するための手段にすぎなかったのではないか、という極端な議論も生じてくる。しかしこの観点からすれば、超音波検査中にみられた彼らの協力的姿勢、繊細な「呼吸合わせ」というのも、例えば筆者のより精密な検査所見を得たいとする欲望や、より迅速に検査を終わらせたいとする身勝手な焦りに何とか応えるために、刹那的に「息を合わせよう」とした結果なのかもしれない。

しかし、もしそうであったとしても、他者の期待に応じるべく「息を合わせよう」とする志向性が、患者自身に存在することは確かである。このことは統合失調症における「疏通性」を再考する上で、きわめて重要なことに違いない。他者の働きかけに「息を合わせよう」とする繊細な営為は、逆にいえば、他者に働きかけて「息を合わさせよう」とする営為がうまく発揮されない事態の裏返しかもしれない（つまり交信でいえば、受信を過剰に行おうとするのは、発信の乏しさに由来する）。その場合、互いの積極的な言語表出によって初めて深まりをみせるような会話的交流では、統合失調症患者はその出会いから、かなり不利な立場に追い込まれてしまっている可能性があるのである。

Ⅵ　おわりに

多忙な精神科医の入院患者との関わりは、談話を主体とした診察や、病棟内でのいくらかの会話のやりとりに限られることが多いため、特に緘黙的な統合失調症患者の、この「息を合わせよう」とする志向性の存在が見落とされていることも多々あるのではないだろうか。そういった点では、精神科医よりもむしろ患者の入院生活にこまめに関与している看護師や、運動、創作活動、料理などをともにしている作業療法士などの非言語的交流の中にこそ、こういった患者の繊細な部分への気づきがより認められることも見逃してはならない。そしてこの繊細な「息を合わせよう」とする患者の行く末（臨床経過やその後の処遇）は、働きかける側の思惑（治療方針や関与の仕方）によって、大きく左右されかねないということを、われわれ医療従事者は肝に銘じておかねばなるまい。

文献

(1) 菊池慎一「軽躁患者との『共生生活』を契機に荒廃像の改善がみられた慢性分裂病の2症例」『精神科治療学』8、705−712頁、1993(本書所収)

(2) 菊池慎一「語らない破瓜病者が書いたもの—その精神病理的特徴と治療的関与について—」『精神科治療学』13、1257−1264頁、1998(本書所収)

(3) 菊池慎一「治療技法としてのカルテ記載について」『精神科治療学』19、789—792頁、2004(本書所収)

(『精神科治療学』第20巻第9号、965−968頁、2005)

軽躁患者との「共生生活」を契機に荒廃像の改善がみられた慢性統合失調症の2症例

I　はじめに

精神科病院は、それ自体がひとつの治療共同体と言えるが、共同体を構成する人々の大多数は患者である。医者―患者関係や精神科看護の重要性が叫ばれて久しい昨今だが、入院生活を営む当の患者同士の関係については、ややなおざりな印象が否めない感を受ける。

しかし日常の臨床場面では、入院患者同士の対人関係が互いの病態に微妙な影響を及ぼし合っていることや、時としてそれが治療的観点から見ても重要な要素を含んでいることに気づかれることが少なくない。

対人関係についての洞察は精神科臨床にとって不可欠だが、それは治療者―患者関係のみならず、起居を共にしている入院中の患者同士にみられる、治療する側―治療される側、という枠を越えた対人関係の中にも照準が向けられるべきである。

そういった意味において、今回呈示する2症例は、極めて示唆に富む症例だと思われた。なぜならこの2症例は、いずれも薬物抵抗性で、治療者―患者関係の確立が困難であり、長期間にわたる保護室生活を余儀なくされていた統合失調症患者が、偶然顔見知りになった軽躁患者との、棟内での親密な「共生生活」と表現すべき患者同士の関係を契機として荒廃像に変化がみられた症例であり、軽躁患者との関係が、統合失調症患者にとって治療上重要であったと考えられる症例だからである。

以下にその2症例を報告し、若干の考察を加えていきたい。

なお、2症例に登場してくる軽躁患者には、医師の守秘義務上、統合失調症患者についての一切の情報をも与えていないことを予め付記しておく。

Ⅱ　症例呈示

❏症例1　J　34歳　男性……………………………

12歳頃より緘黙的となり、不登校。徐々に思路弛緩、独語空笑、易刺激性、睡眠障害が目立ち始め、14歳時当院初診。中学校へはまったく通学せず自宅で閉居がちに過ごすが、15歳になると病的体験に基づき通行人に石を投げるなど問題行動が顕著となり、約1年間W病院入院。退院半年後には家庭内暴力もあり再入院。以後17歳からは、2回の仮退院（8日間、1カ月間）を除いては、現在に至るまでの約17年間入院生活が続いている。他患や職員への暴力行為が頻発するため、当初より保護室隔離が繰り返されていたが、24歳頃からはますます了解不能なまでの滅裂言語となり、独語空笑、ひそめ眉、ひねくれの他に突然の暴力が度重なるため一般病室では適応不能で、今春（X年）までの11年間の大半を保護室で経過していた。

筆者が主治医としてJと関わり始めたのはX－1年7月からであるが、ラポールがとれず、聴取困難な独語をしながら虚空を向いて笑っているかと思えば突然睨みつけて舌打ちをし、緊迫したムードを漂わせるため、毎回冷汗ものの診察を余儀なくされていた。夜間の独語が特に激しいため幾多の薬物調整を試みるが奏効せず。X年3月初旬、試験的に一般病室へ移室。しかし基本的日常生活にも困惑を示し、そのうち次第に不特定他者に被害関係づけを露わにし始めたため3週間で隔離再開。

治療に行き詰まりの感が否めない4月初旬、同院入院歴がある男性躁うつ病患者T（43歳）が躁状態で保護室に入室。日中開錠時にデイ・ルームで過ごす両者を観察すると、Tは高揚気分を湧出させながら高圧的にJに接近するが、JはTの侵襲的とも言える強引な関わりに被害念慮を抱くどころか表情を和らげ、追従して回る傾向がみられた。半月後Tは一般病室へ。この頃よりわずかながら患者―医者関係に疎通がとれ始める。5月下旬、Tの居る2人部屋へJを移室させてみる。この日よりTによる歯磨き、洗顔、入浴、食事といった基本的生活のマン・ツー・マンの終日看護とも表現し得る「共生生活」が始まった。軽躁状態の残るTの指導は、一般看護を遥かに凌駕するほど微に入り細に渡っており、しかも多弁で執拗とも言えるひとつひとつの説明がJにはちょうど良いらしく、6月中旬にはTに付いて棟内レクレーションに参加する姿もみられ、職員の声掛けにも素直に応じながら棟内生活を送れるようになった。Tとの「共生生活」はTの退院によって2カ月で終了となったが、その後も何とか一般病室で適応可能なまま経過している。

❏症例2　I　43歳　男性

15歳の時、不登校にて精神科受診歴がある。高校中退後、県外の就職先で多弁多動、易怒興奮状態となり帰郷、某精神病院に3カ月入院。軽快退院後、製氷会社の工員として3年半就労するが再び不穏となり、21歳時当院入院。以後32歳の春頃までは再燃を繰り返し、計11回の入院歴がある。当初は躁うつ的色彩が強かったが、徐々に無為自閉、情意鈍麻といった陰性症状が前景に認められ始め、診断も躁うつ病から統合失調症へと変更された。11回目の退院後は、自宅で非生産的に過ごしながらも父親同伴で外来通院を続けていたが、Y－5年父親が他界してから今回入院（Y－1年7月、往診後即日）に至るまでの約4年間は終日閉居し、母親が薬を取りに来院するのみとなっていた。

入院時、髪や髭は伸び放題、歯はほとんど抜け落ち、左第Ⅲ指は喫煙による熱傷痕で黒ずんでおり、談話は滅裂で独語調、言語新作、幻聴、被害妄想が認められ、いわゆる統合失調症荒廃像を呈していた。閉鎖一般病室では終日落ち着かず、他患とのトラブルも絶えないため、1週間後には保護室隔離となる。大量の薬物療法にて日中の独語は一時減少したかにみえたため、時間開錠しデイ・ルームで様子観察するが、滅裂言語に加えて他患に対する対人距離が上手に保てないためか、自らも「疲れを吸収する」と保護室を好む傾向がみられた。入院3カ月後、一時一般個室での生活を試みたが、所持品の整理やシーツ交換などほんの些細な基本的日常活動にも困惑を示し、他患との交流にも誤解が多いため、幾分まとまりかけていた談話もたちまち「言葉のサラダ」となり、ついにはパントマイム様の手振りでしか意志を伝えられない状態にまで増悪しつつあったため、約2週間で保護室へ逆戻りとなり、以後Y年1月途中まではほぼ終日保護室生活を余儀なくされた。

生活療法を主眼に日中のデイ・ルームでの生活を再び開始していた2月中旬、男性躁うつ病患者N（39歳）が、軽躁状態で隣の保護室に入院して来た。当初、隣室のIはNの騒がしさに感応するかのように不穏となるが、壁を一枚隔てた2人の怒声のやりとりは、いつしか大声の会話様式に変化して行き、N入院2週間後には、Nの命令口調にあたふたとしながら満更でもなさそうに棟内清掃を手伝うIの姿が見受けられるようになった。Iの滅裂な言葉の端々からIの気持ちを代弁して主治医に報告したり、逆に主治医の指示をIに噛み砕いて諭すように繰り返し述べるNの存在は、患者―医者関係の媒介となるのみならず、棟内での同様なNの配慮が、Iにとって他患や職員といった幅広い対人関係の媒介にもなり得たようで、Iは徐々に落ち着いてデイ・ルームで過ごせるようになった。Nによる手取り足取りの「共生生活」にみられる関わりの一端は、3月末のNの退院後、看護や生活指導の中に生かされる形で取り入れられ、6月中旬からは一般個室に移室、その後大部屋に移室し、棟内活動や作業療法にも安定して参加できるようになっている。

Ⅲ　考　察

(1)　軽躁患者との生活を「共生生活」と呼ぶ理由について

呈示した2症例にみられる患者間の生活にあえて「共生」(symbiosis) という用語を用いたのは、両者の関係が、時と場所を同じくした、単なる共同生活とは質的に異なる関係にあると考えられたからである。

本来「共生」とは、2個以上の生物が密接な機能的関連を持ちつつ相互に利益を与え合っている状態を示す生物学用語であり、これをベネデックやマーラー[3][4]が発達心理学的に、乳児期の相互依存的母子関係をさして使用した言葉である。

言語的疎通が極めて困難なほどに解体し、基本的日常生活にも困惑を示す統合失調症患者と、躁的エネルギーを注ぎ込むように関わる軽躁患者との密着した生活は、統合失調症患者が保護室から一般病棟へと独り立ちしていく礎になった。それと同時に、軽躁患者自らも、必要以上に自我感情の拡大を呈することなく病相期を乗り越えることができたと考えられる。その意味でも、両者はまさに相互依存的・相互利益的な「共生関係」（symbiotic relation）にあったと考えられるため、両者の生活を「共生生活」とあえて名づけた。

では以下に、「共生生活」を成立し得たこの2症例における統合失調症患者のどういった点が改善され、その点に対して、軽躁患者のどのような質の関与が好影響を及ぼしたのかに絞って考察を進めていく。

(2) 軽躁患者との「共生生活」で改善された点

2例の統合失調症患者は共に破瓜荒廃像を呈していたわけだが、その中でも「共生生活」以前に特に顕著であり、それ以後に明らかな改善がみられた点としてまず注目すべきは、①思路障害である。滅裂思考～言葉のサラダにまで解体した、極めて聴取しづらい言葉の断片は、主治医が対話の突破口を見出す余地さえ与えられないほどに意味連関を成していないかにみえた。しかし軽躁患者との濃密な「共生生活」を続けるうちに、徐々に言葉のサラダ→文節→簡単な単文の段階にまで言語表出が可能になると同時に、一語一語の構音自体も明瞭化し、簡単な単文と単文の間の連関の弛緩的傾向は否めないものの、かなり患者の要求や希望がスムーズに伝達されるようになったのは特筆すべき事実である。

次に筆者の目を引いた変化は、②独語・空笑の頻度である。軽躁患者との出会い以前には、覚醒しているかなりの時間に独語や空笑が認められていたが、軽躁患者が直接関与しているときはもちろんのこと、一人保護室に居るときも、生活に根ざした訴えは増えたものの、独語の世界に浸っていることは極めて少なくなった。この事実について言語的疎通のより良好な症例2の患者の回顧を要約すれば、独語の種類にも幻聴に応じる形のものの他に、自生思考的なものが自己の能動性を帯びない発語として自動的に、勝手に口から出るものがあったが、特に後者の方がいつからか立ち消えたために独語が減ったのかもしれない、とのことであった。この事態は、「声の主」としての妄想的他者が非自己的に定位されてしまった、いわば主客の逆転し終えた、「旧知」の幻聴との付き合いは消退され難いが、自己所属感に乏しいものの主客の逆転には至っていない自生思考の自動的音声化の段階では、軽躁患者との関わりにある、ある種の働き掛けが奏効したことを意味する。

さらに改善された点は、病棟内での集団生活を阻んでいた不特定他者への③関係―被害づけの程度が和らいだことである。以前は、筆者からすればほんの些細にみえる他患の振る舞いや言葉尻等に、みるみる関係―被害的となり手を振り上げたり唸るような怒声を発したりしていた患者が、軽躁患者との共生関係が確立され、集団への参加が可能になるにつれて、かなり静穏に棟内生活を過ごせるようになったのである。

そして①②③の変化につれ、いわゆる④無為・好褥といった傾向にも改善がみられ、自発的に洗顔、歯磨、身の回りの整理、入浴、配膳をしたり、作業療法やレクレーションに参加し得るようになったことも興味深い。

以上の4点について軽躁患者のどのような関わりが功を奏したのかを言及したい。

(3) 軽躁患者にみられた関わりについて

a　思路障害に対して

筆者が観察した限りにおいてまず圧倒されたのは、統合失調症患者の言葉のサラダの断片のひとつひとつから、軽躁患者がいかに時間をかけ力を注いで、予想される意味内容を考え、適当な言葉を継ぎ足しては肉付けし、メッセージとしての単文に完成させ、それを統合失調症患者に明示して確認させる作業を繰り返していたか、そしてその完成文の指し示すものが統合失調症患者の意志と一致したと思われたときに、いかに共感の喜びを言語的にも非言語的にも統合失調症患者に向けて表現していたか、ということである。そしてさらに次のステップとして、統合失調症患者の言葉と言葉の連関性のなさを、いかに厳しくその都度指摘しては思路の軌道修正を行うべく言い直しを迫っていたか、という事実である。

この事実から抽出できることは、少なくともそこに、顕著な慢性の思路障害に対する特殊な言語訓練（verbal training）が短期集中でかなりの密度をもって行われていたことである。つまりまず始めの段階では統合失調症者のサラダ化した言葉から1語～数語を選出し、その意味内容を予想した上で、他者へのメッセージとして成立し得る文節の具体例（メッセージモデル）を提示し、それが統合失調症者の意志に沿えば、共感と激励といった正の強化を与えながら、統合失調症者本人にメッセージモデルの言語表出を繰り返させる訓練を重ね、文節程度の段階まで疎通がみられ出したら、次は文節―文節間のメッセージとしての繋がりのなさを指摘・修正した上で、単文のメッセージモデルを練習させ、思路を整えていく、といった、マン・ツー・マンによる「思路づけ」訓練がなされていたことが示唆されるのである。

b　独語・空笑に対して

これに関する軽躁患者の直接の関わりは、「何を一人でガタガタ言っとるか！」とか「ニヤニヤと何がそんなにおかしいか！」といった、頻回におよぶ独語や空笑に対する一喝・中止とその意味の問い掛けであった。これによって長らく続いていた統合失調症者の声は暫く立ち消え、また独語が始まっては再び一喝されて静かになる、といった具合で、その後、aに述べたような言語訓練が続くときもあるわけだが、この一喝・中止というのが、内閉的な独語の世界からの、現実の知覚（聴覚）への引き戻しに大きく関与していたように思えるのである。

特に、前述したような自生思考の自動的音声化の段階では、その起源は自らのものであるという何等かの感触は残されているのだが、その独語を制止できずに「言わされ」「知覚させられる」内閉的世界から脱せずにいるかにみえる。しかしそこへ特に注意が喚起されるような、現実の他者からのメッセージに対しては、「知覚させられる」態勢から、主体として能動的にそれを「知覚する」という態勢への転換が迫られるのである。

この繰り返しと転換した状態の維持が、主体としての能動性の回復、つまり「言い」「知覚する」世界への回帰、ひいては独語・空笑の減少に繋がるのではないかと考えられるのである。

c　被害—関係づけに対して

この点についてまず考察すべきは、なぜ軽躁患者本人が被害—関係づけの対象にならなかったのか、ということである。このことは保護室の隣同士や2人部屋の同室、デイ・ルームなどでかなりの時期（1〜2カ月）を共に過ごしたということ以外に、もっと質的に重要な、統合失調症者に対する関与のコツを我々に示唆してくれているのではないか。

その中でも最も特徴的だと思われるのは、統合失調症者に対峙している軽躁患者の「共感を求める情意表現の直截さ」とも言うべきものである。怒り、喜び、悲しみといったものを、自我感情の拡大したままに、それが建前ではないことまで含めて、高揚した気分を伴ってストレートに強く表現する軽躁患者に、統合失調症患者は終始圧倒されこそすれ、不快を露わにするようなことはなかった。むしろひそめた眉を緩め、空笑を止めてその姿に見入るかのような反応を示していることが大半であった。この軽躁患者の「共感を求める情意表現の直截さ」を説明するにあたり、まず「共感」ということについて若干考えたい。

日々の対人場面において自己が他者から受け取る情報は、語られた言葉の字義通りの意味内容だけではない。それ以外に自己は、他者の表情や立ち居振る舞い、話しぶりから醸し出される非言語的な意志や感情（＝情意）を同時的に感知している。そして感知されたものに心を動かされ共鳴したとき、自己は「共感」していると感じる。しかし自己が「共感」するためには、予め心が動かされるだけのものを、先験的に自己の心の内に備えていなければならず、かつそれが自覚されてこそ「共感」が生まれる。従って「共感」とは、自己が他者によって自己の心の内を自覚させられた事態、と言える。

一方、自己が他者に向けて情報を与えて、他者が「共感」している場合（上述の自己と他者の立場が逆転した場合）は、自己が他者に他者自身の心の内を自覚させたことになるが、実際には、真に他者が「共感」しているかどうかは他者自身にしかわからない。にもかかわらず自己は他者から「共感」されたと感じることができる。それは、自己自身が「共感」したときに他者に向ける情意表現の所作を予め備えている自己が、同様の所作を他者の中に見出し得るからである。

以上の「共感」ということを念頭に置いた上で、軽躁患者が他者に向けた表出内容について考えてみる。すると軽躁患者の誇大的で観念奔逸な談話の主題の多くは自己を中心として派生し、他者の「共感」が獲得されるための飽くなき自己表現が繰り返されているかのようであり、誇張された立ち居振る舞いや表情にも「共感」を得るためのあらゆる情意表現が駆使されているという印象を受ける。

このことは他面から見れば、必要以上に他者に対して「共感」を希求せざるを得ない病態であるがゆえに、「共感」を求める情意表現の所作を他者に向けて過剰な表出した結果だと考えられる。そしてこの過剰な情意表現は、通常、受け手に強い直截さをもって感じられるので、この特徴を「共感を求める情意表現の直截さ」と一括して示したわけである。

さて次に「共感を求める感情表現の直截さ」を持った関与が、統合失調症患者の被害─関係づけの対象とならなかった因子だと筆者が考える理由について言及したい。

一般に統合失調症者の示す被害―関係づけの背後には、程度の差こそあれ非人称的、妄想的他者の占有化という事態がみられ、具体的な他者が関係妄想の対象とされる場合にも、非人称的他者からの被影響性が具体的他者に被さった形で関係づけられていることを根底とすることが多い。

しかし、妄想対象とされる具体的他者が選ばれる場合は、まったく無作為・偶発的に選ばれるのではなく、具体的他者側の「関係づけられやすさ」にも影響していると考えられる。それは例えば、同様の勤務状況にある看護者の中にも、複数の統合失調症者の妄想対象となっている看護者もいれば、ほとんど妄想対象とならない看護者も存在することに臨床上少なからず出会うことからも推察できる。

そして「関係づけられやすい」具体的他者とは、統合失調症者が心の内に描く、その人の情意の曖昧さを中心とした、不明瞭な他者像と関連があるように筆者には思える。つまり他者像が不明瞭な場合、そこに非人称的他者からの被影響的要素が加味されやすい状況が生じるのである。

この観点から「共感を求める情意表現の直截さ」を持つ軽躁患者像を考えた場合、病態に起因するとは言え、その他者像は「共感」を求める情意の所作がはっきりと表出された、明瞭な他者像を呈していると言える。それゆえ、統合失調症患者にとっては被害―関係づけされ難い他者像に映ったのではないかと筆者は考える。

もっとも、要素的に言えば、「共感を求める感情表現の直截さ」と不可分で同時的な、aで述べた言語的働きかけやbのような関与が、被害―関係づけられ難さに大きく関わっているであろうことも付記しておきたい。

さて、こうして軽躁患者に対して被害―関係づけすることなく、マン・ツー・マンの「共生生活」を過ごすことが可能になった統合失調症患者だが、そこからなぜ以前はあれほど激しかった他患や職員などへの被害―関係づけが緩和され、棟内での集団生活が可能になったのか。ひとつには軽躁患者との「共生生活」の段階で、かなり病態の改善がみられていたことがあげられるが、しかし軽躁患者との共生関係を維持しながらの保護室外での棟内生活で、当初からまったく他患や職員との対人的トラブルがなかったわけではない。棟内では様々な対人関係が織り成されているが、その中でも、ある種の集団力動的作用が統合失調症患者の棟内生活に、より有効に働いていたことが観察されるのである。

図1は統合失調症患者が軽躁患者と出会ってから、軽躁患者退院後現在に至るまでの、2症例に共通してみられた対人交流の変化を強調して、モデル的に示したものである。これによると、両者の出会いから（接近期）、共生関係が確立され（確立期）、安定した共生関係を主軸としてそこから統合失調症患者の対人交流が広がり（発展期）、軽躁患者に病相の消退に連れて両者は次第に離れていくが、発展した対人交流の幅はそのまま維持される（安定期）という経過が概観さ

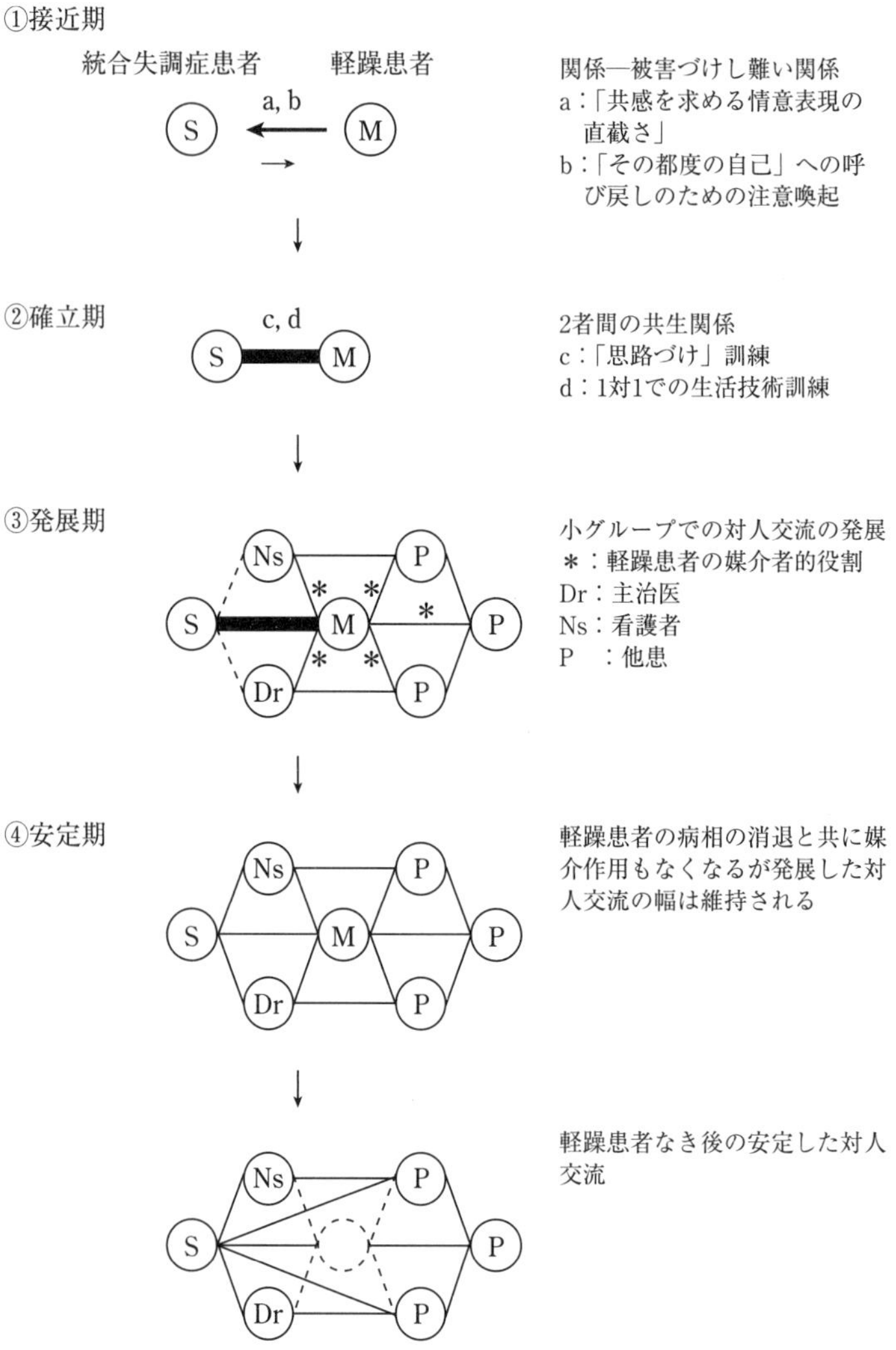
①接近期
統合失調症患者
軽躁患者
a, b
S
M
関係—被害づけし難い関係
a:「共感を求める情意表現の直截さ」
b:「その都度の自己」への呼び戻しのための注意喚起
②確立期
c, d
S
M
2者間の共生関係
c:「思路づけ」訓練
d:1対1での生活技術訓練
③発展期
Ns
P
S
M
P
Dr
P
*
小グループでの対人交流の発展
*:軽躁患者の媒介者的役割
Dr:主治医
Ns:看護者
P　:他患
④安定期
Ns
P
S
M
P
Dr
P
軽躁患者の病相の消退と共に媒介作用もなくなるが発展した対人交流の幅は維持される
Ns
P
S
P
Dr
P
軽躁患者なき後の安定した対人交流

図1　統合失調症患者の対人交流の発展の様子

れる。

ここで筆者が着目したいのは、発展期以降に軽躁患者が示した、統合失調症患者が他者との交流を広げていく際の媒介者（mediator）的役割である。棟内で過ごす軽躁患者の周囲には、彼の同調性性格が強調されたような病理性もあってか、自然と他患が集い、彼を「長」的存在とするひとつの力動的集団が形成されたが、その中に困惑しながら参入する統合失調症患者の滅裂言語を、通訳するような形で他患に示したり、他患の談話に引き入れるように注意を喚起するといった関与をその都度繰り返していたこと、さらにこの媒介者的役割を主治医や看護者との間にも果たし得ていたことが、ともすれば被害―関係づけに向かいがちな統合失調症患者が、安定して棟内での対人関係を維持していく布石になったのではないかと考えられる。

d　無為・好褥に対して

統合失調症患者に対する無為・好褥という状態の記述表現は、その暮らしぶりや生活の様子全般を端的に表す便利な言葉には違いないが、それに対する治療的アプローチを考えていく際には、では具体的にどの部分をターゲットに関与して行けばよいのかという段階でいささか漠然とした印象が否めない。それゆえ、軽躁患者にみられた「共生生活」における関わりは、逆に無為・好褥というものの本体のいくつかを垣間見る上でも極めて興味深い。

軽躁患者の関与について明らかに観察されたことは、洗顔、歯磨、髭そり、更衣といった基本的日常動作から、挨拶の仕方、体調の訴え方、煙草の吸い方、キャッチボールの仕方、掃除機の使い方に至るまで、実にこまやかな指導が、具体的な実演と執拗なほどの説明を交えて毎日行われていたことである。その関わりの中には、リバーマンら[(1)(2)]の生活技能訓練（Social Skills Training; SST）にみられる技法、例えば行動形成（Shaping）やModeling、促し行動（Prompting）、Coachingに近似したものが、濃縮された形で随所に織り込まれており、改めてSSTの重要性を痛感する。

しかしもっと大事なのは、あれほど疎通性が不良で、治療者側の幾多の働き掛けにも抵抗を示し続けながら保護室で無為に過ごしていたこの統合失調症患者達が、なぜ軽躁患者の関与にだけは反応を示し、現実生活に目を向けるようになったのか、という点である。マン・ツー・マン・レベルのSSTを始めるにしても、SSTへの導入段階で、患者にまず参加意欲が無ければ、参加しようとする能動的な意識が無ければSSTは始まらない。ここに無為を知るひとつのヒントが隠されている。

つまり逆に言えば、この統合失調症患者達の無為というのは、ある種の働きかけに反応する質の無為ではないか、ということである。生産的な現実生活を為すことが無いが故の無為ではあるが、普段の意識（あるいは注意）が現実生活に、さらに厳密には現実生活を営む「その都度の自己」に向かえなければ、それは当然のことである。ディスクールから思路や思考内容以外の精神活動全体が汲み取れるとすれば、「言葉のサラダ」とは情意の一貫性、統合性、連関性の無さをも包含した現象と言えるが、今まで述べてきたaの思路障害に対する「思路づけ」訓練やbの独語・空笑に対する「知覚する」態勢への喚起、cに示した「共感を求める感情表現の直截さ」からのアプローチ、そして集団の中における媒介の重要性は、つまるところ言語的のみならず情意を含めた非言語的な面も駆使した、現実生活を営む「その都度の自己」への呼び戻しと、呼び戻した「その都度の自己」に対する連関性の維持・強化にほかならない。それを自らの営為として為せないところに無為・好褥たる所以の一端があるのだと筆者は考えたい。

(4) 破瓜型慢性統合失調症の精神療法に向けて

以上の考察から保護室の長い破瓜荒廃患者に対する精神療法について一般化して述べることは不可能だが、少なくとも筆者自身が、軽躁患者の関わりからヒントを得て臨床場面にマン・ツー・マン・レベルで生かしつつあることを列挙すれば以下のようになる。

① 「情意表現の直截さ」を配慮した非言語的関与

② 「その都度の自己」への呼び戻しのための注意の喚起

③「思路づけ」訓練
④「その都度の自己」の維持の促し
⑤ 実践の場での一対一の生活技能訓練

誌面の都合上、詳細な説明は省くが、特に「その都度の自己」への呼び戻しや維持・強化というのは、平易に言えば自我障害にまつわる病的体験への没入から脱却させ、日常生活へと向かう自我意識の能動性を途切れさせないように濃密に働きかける、ということである。もちろん、上記の①~⑤以外に、病識への洞察や服薬指導など、様々な精神科的関与をタイミングよく織り交ぜていくことは言うまでもない。またマン・ツー・マン・レベルから小グループ、棟内集団生活へと対人交流を発展させていく段階で、治療的媒介者（therapeutic mediator）を適当な時期まで患者のそばに添わせることが、予想以上に大切なことを最後に強調しておきたい。

Ⅳ　おわりに

本稿においては、保護室生活を余儀なくされていた破瓜荒廃像と言わざるを得ない慢性統合失調症患者が、軽躁患者との［共生生活］を経て棟内適応可能となった2症例を呈示し、軽躁患者のどのような質の関わりが慢性統合失調症患者のどのような点に奏効したのか、ということを中心に考察を加え、さらに筆者なりの破瓜型慢性統合失調症に対する精神療法的関与について若干言及した。だが、本稿で触れたことは、統合失調症の精神療法を考えていく上でのほんのひとつの入り口に過ぎない。

今後さらに数多くの症例の洞察を積み重ねながら、より具体的でわかりやすい精神療法の確立に向けて、慎重な検討を加えていかなければならないと考える。

文献

(1) Liberman, R. P., Derisi, W. J. and Mueser, K. T.: Social Skills Training for Psychiatric Patients. Pergamon Press, New York, 1989.

(2) Liberman, R. P., King, L. W. and Derisi, W. J.: Personal Effectiveness; Guiding People to Assert Themselves and Improve Their Social Skills. Research Press, Illinois, 1989.（安西信雄監訳『生活技能訓練基礎マニュアル』創造出版、東京、１９９０）

(3) Mahler, M. S.: On Human Symbiosis and the Vicissitudes of Individuation. Int. Univ. Press, New York, 1968.

(4) Mahler, M. S. et al.: The Psychological Birth of the Human Infant; Symbiosis and Individuation.

Hutchinson and Co., London, 1975.（高橋雅士、織田正美、浜畑紀訳『乳児期の心理的誕生—母子共生と個体化』黎明書房、名古屋、１９８１）

（『精神科治療学』第8巻第6号、705−712頁、１９９３）

語らない破瓜病者が書いたもの
――その精神病理的特徴と治療的関与について――

I　はじめに

筆者が日々の精神科臨床を行っていく上で、不可欠な要素に診察がある。とりわけ、治療的関与としての精神療法は、話し言葉を介してのものが圧倒的優位を占めることは共通認識としてよいだろう。面接をし、談話に耳を傾けることで、初めて患者の心の中が垣間見え、精神病理学的な、あるいは精神分析的な洞察や解釈も可能になる。ここでもし、患者からの具体的な言表がなければ、現象学的にできるだけ厳密な記述を心掛けようにも、カルテは治療者側の評価に偏った観察記録で埋め尽くされてしまい、面接場面は一方的な問いかけの声のみが空しく響くだけで、それはいつしか諦観の小さな溜め息に変わってゆくだろう。語らない者の心の中は、果たして滅裂きわまりないものなのか、幻覚妄想に占有化されているのか、それとも荒廃した空虚な世界なのか、……それは語られない限り知り得ないのである。ここに筆者が呈示する1症例は、まさにそういった緘黙・自閉の顕著な慢性統合失調症症例であり、発病後約30年を経て、ようやく日記を書くことで心の一部を開示するようになり、簡単な談話での疎通や感情接触も幾らか可能になった症例である。精神病理的視点や治療的観点からも興味深いと思われたのでここに報告したい。

なお症例呈示では、途中より患者の具体的な日記内容を経時的に示しながら、その都度筆者なりの洞察を加えている。それはそうした方が症例の縦断経過を把握する上で都合が良いと考えたためであり、何よりも関与しながらの観察という観点が大切だと考えたからである。

Ⅱ　症例呈示

❏症例A　48歳、女性……………………………………………………

土木業を営むやや気の弱い父親と病弱な母親の間に出生。同胞は兄1人である。2歳の頃母親が他界したため、兄だけが父親の元に残り、Aは遠方の祖父母にあずけられた。幼少の頃より手の掛からない大人しい子供で、祖父母もAを大事に育てたようである。

小学4年生の時に父親が再婚してからは、父親、継母、兄との4人暮らしが始まった。継母は新しい子となったAには冷たく、躾も過度に厳しかった。一方父親は放任的で、子育てにはほとんど介入しなかった。内気で交遊関係の幅も狭いほうだったが、学業成績は中位以上で努力家でもあった。

中学入学時に母親が実母でないことを知り、落ち込んだ様子だったが、学校を休むことはなかった。しかし中学2年生の頃より独語・空笑が見られ始め、朝学校へ行くと言っては街をさまよっていたり、公衆の面前でも平気で全裸になるようになった。そのうち次第に寡黙となり、中学中退後も時折独語が部屋から漏れ聞こえる以外は全く閉居した生活が続くため、しばらく総合病院精神科で投薬を受けた後、17歳時にB病院に入院となった。

入院時診断、破瓜病。拒絶的ではないが完全緘黙、いわゆる早発痴呆とのカルテ記録が残っている。入院後所見として長年、独語・空笑・自閉・緘黙・無為好褥・突然不機嫌となる・対人交流は皆無、といった観察所見が繰り返され、幾多の薬物調整がなされたが、いずれも奏効しなかった。

30歳代後半より尿失禁および過飲水傾向が見られ始め、異食も出現するようになった。外出は集団での遠足に、看護の十分な監視下で参加するのがやっとであった。もちろん、シュナイダーの1級症状や妄想的観念の有無、思考形式障害の程度については、それを確信できるだけの言表がないため、治療者側の推察の域を出なかったことは致し方ない。

さて筆者が初めてAに出会ったのはAが43歳の時であるから、入院後26年が経過した頃である。

面接は週1回の頻度で続けられたが、それはほとんど会話の成立しない主治医の一人語りになってしまい、返事を期待して黙っていても、間の悪い静寂のみが押し寄せてくるという状況のまま、2つの季節が過ぎ去った。

Aの微かな応対の変化に主治医が気づいたのは、食事のメニューについての問診の時だった。今回も返答は期待できないと半ば諦めながら「昼のカレーライスはおいしかった?」と尋ねた時、Aが小さく顔を背けて横を向いた。その動作のタイミングが普段の不関的な様子に比べてあまりにも同調的だったので、メニューの再確認をしてみた。昼食はカレーライスではなくハヤシライスだったのである。

この主治医の勘違いにまつわるAの動作の変化は、その後の面接の展開に重要な契機となった。なぜならその後の面接でも、主治医の語りに勘違いを盛り込むと、やはり微妙な動作の変化が確かめられたからである。そこで質問事項に対して、それがNOであれば首を横に、YESであれば縦に振るという、基本的だが大切な意志伝達手段をAに実践させるべく具体的な取組みを始めた。当初は主治医が手本となり、Aにそれを真似させるという素朴なスタートだったが、次第に首振り動作が自発的になると同時に「うん」(YES)―「んーん」(NO)という発語が時々伴うようになった。この意志伝達手段を元にして、趣味などがわかり、44歳後半からは作業療法として絵画や手芸が生活スケジュールの中に加えられるようになった。

治療の進行上次の大きな転機が訪れたのは、Aが45歳の秋を迎えた頃だった。この頃にはAが描いた絵画などを共に眺めながら面接を進めていくという方法も導入していたが、その中の1枚の塗絵に、病棟名と名前が書記されているのを初めて見つけたのである。この発見は主治医にとっては心躍る新鮮な発見であった。なぜなら、この書字がたとえ作業療法士の根気強い指導の元でやっと実現したものであっても、それがAのその後の言語表出の可能性を大きく示唆したことに変わりはないからである。こうして日記を書いてもらうという取組みが新たに始まったのである。

しかし日記をA自身が書くようになるまでには、さらに1年の月日を要した。当初の数カ月は、まず日記を書くという習慣づけと、記入内容の指導がその都度必要だった。Aの自主性に任せておくと全く書く気配もみせないので、誘導に容易に従うときだけ、看護師に一対一で関わってもらうことにした。

一対一関与の際にまず問題となったのは、書こうとする姿勢は見られても、一向に筆が進まない、記入内容の具体例を挙げる（口述）と、それをそっくりそのまま書いてしまう、まるで反響言語の書字版のようだ、ということであった。しかし、日記の取組みを開始して半年が経過する頃には、具体例を挙げなくてもA自身の言葉で表現することがたまに見受けられるようになった（日記1）。

日記1

きょうは、おしっこをしてしまいました、
きょうは、みつごめでした、
きょうは、母の日が、きました、
きょうは、ぎゅうどん、でした、
みんな、たべました、
おしっこを、しないように、おしっこえ、
いきました、

後になってAに確認し得た意味内容も踏まえて説明すると、この日記のテーマは3つであり、それは排尿のこと、夕食のこと、「母の日」のことである。文の配列はテーマ別にまとまっているとは言えず、思路弛緩が見られる。1行目と6行目の「おしっこ」にまつわる表現は、過飲水傾向から時々夜間尿失禁を呈することに対するAなりの反省と対策である。6行目は「(今夜も寝ているうちに)おしっこを、し(てしまわ)ないように、(前もって寝る前に)おしっこえ、いきました」という補足説明により、意味内容が比較的容易に整う。2、4、5行目はその日の夕食に関するテーマである。2行目の「みつごめ」とは「みつ（のようなタレのかかった）こめ」、すなわち4行目で示されているところの「ぎゅうどん（牛丼）」と同義らしいが、この「みつごめ」にはA独自の、説明されるべき言葉の脱落（＝のようなタレのかかった）と圧縮融合（＝「みつ」＋「こめ」）による結果とでも言うべき言語新作の雰囲気が漂う。また3行目の「母の日」については、「きょう」は暦の上での一般的な母の日ではない。たとえそれがAの勘違いであったとしても、「きました」という述語の選択には、Aにとっての「母の日」がいつもの今日ではないという特殊性が示されている。しかしそれは特別な日がついにやってきたという待機到来のニュアンスによる特殊性だろうか。筆者にはそこに、言語化し得ない、不可解な前言語的なものの現出と、「母の日」というシニフィアンとの不整合な結び付きによる言語化ともいうべき事態があると感じられた。

さらには、日記2、3に示すように、補足説明が極めて困難な造語様表現が忽然と入り込むものが増えるに従い、簡単な会話言葉が聞かれるようになったことは特筆に値する。

日記2

1日中、ごろごろ、ねてました、

きょうの、ごはんは、おいしかった、

きくのちんばができた、
きょうも、がんばって、おしっこに、いってきます、

日記3
ようかん茶に、帰って、こんで、ええ、
さとうの海が、できた、
さとうの海と、ちがうように、なった、
きょうは、ともだちが、なくなった、

日記2では、Aの病棟での日常生活の平凡な内容を伝える1、2、4行目の文に比べて、明らかに不可解で異質な文（3行目）が姿を現している。たとえ「きくのちんば」が、日記1の如く圧縮融合による表現だとしても、「みつごめ」のようには補足説明が困難なことは、意味内容を後日尋ねた時の、Aの反応の違いが如実に物語っている。つまり「みつごめ」の時にはAは即座に「牛丼やん」と答えたのに対し、「きくのちんば」の時はかなり間を置いてから「間違えた」とのみ答え、立て続けに空笑したのである。そしてここにも「できた」という不可解なものの現出を示唆する述語が選択されている。

日記3については、その当日、Aとは長年顔見知りの他患が病状悪化のため転棟になったという エピソードを加味すれば1、4行目は少し理解され易い。4行目の「ともだち」とはその症例のことであり、1行目は「ようかん（をお）茶（受け）に（して休憩している看護師たちが、もう暫くは当病棟に）帰って、こんで、ええ（とその症例について話し合っている）」ということらしい。ただし実際には看護師たちはそう話していたわけではないので、「帰って、こんで、ええ」とは幻聴様体験、あるいは妄想的観念なのかもしれない。2、3行目の「さとうの海」は意味不明だが、「できた」後に「ちがうように」なっており、これは日記2の「きくのちんば」に対する「間違えた」というAの答え方に似ている。やはり不可解なものの突然の現出とそれに対する請け負えなさを表現している。

さて、Aが47歳を迎える頃になると、看護師の介入なしに、ほぼ自発的に日記を書くようになったが、面接場面では了解困難な箇所についてはあまり触れず、日常生活の内容を特にピックアップするよう心掛けた。というのも、Aにとっても「間違え」としか把握されない事態への追及は、Aに混乱と苦痛を招きこそすれ、病状改善には少なくとも短期的には結び付かないと考えたからである。この「間違え」の混乱を生々しく伝える日記を以下に示し、その根拠について若干述べておく。

日記4
はみがきをして、また、ちがうと言った、
そいで、また、まちがえた、
お茶と、ちがうと、わかった、
また、ちがうと、わかった、
そいで、道ごけと、わかった、
ミス神戸と、ちがうと、わかった、

この日記では「(ま)ちがう」ことに関する混乱が4行続いた後、「わかった」答えは「道ごけ」だが、それは「ミス神戸」との違いにおいて「わかった」のである。「道ごけ」= michigoke、「ミス神戸」= misukobeとローマ字で表記すれば、それが発音上のシニフィアンの類似性による単なる置き換えであり、置換による差異が「わかった」に過ぎないことが明白になる。この事態はシニフィエが定まらないままシニフィアンが別のシニフィアンに繋がっていく過程を端的に示してはいないか。すると「間違え」られた言表に対するシニフィエの追及は、新たなシニフィアンの繋がりと、それによる新たな「間違え」の産出と混乱を助長してしまい、病状改善には少しも結び付かないと考えたのである。

こうしてAへの関与は5年を経過し、幾らかの会話的疎通と書字表出による心の中の一部の開示を果たした。しかし意味内容の了解されない日記は相変わらず現在も時々出現しており、しかもその時にはある言葉が頻回に立ち現れることが次第にはっきりしてきた。それは例えば以下の2つの日記にも出てくる「ちんば」である。

日記5
うみべべを、見せた、
米を、見せた、
いちごができた、
ちんばのミルクに、きた、
ちんばのにじが、できた、
つくりが、できへんかった、

日記6
ちんば米ができた、
ぎん紙で作った、おかずで、おいしかった、

ちんばのもんぺに、できひんのが、できた、

この日記5～6を通じて意味が判明され得たのは、日記6の2行目のみである。「ぎん紙で作った、おかず」とは魚のホイール焼きのことで、それが美味だったことはわかるが、他の文は主語や連用修飾語と述語の意味関係すらわからない。そしてこのような不可解な日記の時には、「ちんば」という名詞が他の名詞と連結して出現するという特徴が抽出された。その考察についてはは後述するが、この「ちんば」が不可解なものの現出を象徴するひとつのサインとなっていることは間違いないようである。もっとも日記上で「ちんば」表現が目に付くようになったからといって、Aの療養生活ぶりが動揺しているわけではない。むしろ最近ではA自らが看護師にお茶の要求をはっきり口述してくるなど、自発的な口述表現がより増加し、生活全体にもまとまりが出てきたことを、最後に明記しておきたい。

Ⅲ　考　察

(1)　Aの精神病理的特徴について

この症例が他覚的所見（自閉・緘黙・無為・独語・空笑）や長期的縦断経過から、破瓜型統合

失調症であることに異論はないであろう。ただ語らないということにおいては、多くの寡黙な統合失調症症例の中でもかなり目立ち、語らないが故に、発病後約30年間心の内奥を伝える精神病理所見は閉ざされたままだった。しかし本症例では、臨床的な関与の偶然の積み重ねによって、文字を書くという伝達手段に辿り着き、患者の精神内界の幾らかを把握することができた。ここに、それによって新たに知り得た特徴について考察してみる。

まず、日記導入当初に反響言語様の記載の仕方が見られ、思路弛緩、言葉の説明の脱落と圧縮融合の結果ともいうべき言語新作、音連合、シニフィエが定まらない形でのシニフィアン同士の連鎖が登場した。しかしそこには妄想気分や妄想知覚といったものの萌芽は推察され得ても、明らかな妄想体系が存在するとは言えず、また幻聴様体験とも取れる文面はあれ、それはAにとって他者性を帯びて実感されておらず、もっと自他未分化な夢幻様体験として感じられている印象を受けた。

やはり日記全体を概観すると、特に思考形式の解体を示す精神病理所見が特徴づけられたが、その解体は、どの日記にも均等に定常的に起こっているわけではない。A自身も「間違え」としか表現できない、不可解な前言語的なものが忽然と現出し、それがシニフィエとしての意味を表明しないままシニフィアンに付着した時に、それに連動するかの如く、意味内容の了解し得ない言葉の産出がしばらく続くかのようなのである。そしてこの事態は、日記を書くというAの取組みが自主性を帯びてくるに従い、させられ自動的（反響言語様）なものから補足説明が可能な圧縮融合の出現を経て、段階的に目立ってきている。

すると自我の能動性の発揮が不可解な前言語的なものの現出をも強めてしまうということになり、その結果は非定常的とは言え、思考形式の解体の増悪という事態を招いてしまうことになる。もしそうなら、思考形式の解体の増悪は、日常生活の様々な場面にまとまりのなさとして露見されるはずだが、Aの場合はむしろその逆で、生活全般に徐々にまとまりが出てきているのである。それはまるで、まとまりのなさを日記に現出させ、その本体となるものを日記の世界（あるいは言語体系の世界）に封じ込めるが如くなのである。この封入が不可解な前言語的なものの現実生活への無秩序な侵襲を阻み、Aの日常生活のまとまりを確保しているように見える。

この推論についてはさらに興味深いひとつの臨床的根拠がある。それは途中より日記中の頻出し始めた「ちんば」という表現にまつわる事態である。「ちんば」という言葉が頻出する以前の日記では、Aにとってもシニフィエの判明しない幾多のシニフィアンが、浮遊しながら他のシニフィアンに連結してはAを混乱させていたが、「ちんば」の出現により「ちんば」という言葉が核となって、浮遊していたシニフィアンがそこに集合し出したかのようなのである。そして「ちんば」が出てくる文の述語には、やはり圧倒的に「できた」「来た」という現出を示す言葉が選択されている。この「ちんば」表現が増えてくる時期に、Aの自発的口述がより増してきたことは極めて特徴的である。そしてそれは、ほとんどの場合「ちんば（の）○○」、「○○（の）ちんば」というふうに○○を伴った形で出現しており、「ちんば」単独では現れていない。ここで日記全体から○○に当たる言葉を拾い出してその幾らかを列挙すれば以下のようになる。

「きく」「べそ」「星」「すい」「べべ」「ミルク」「にじ」「米」「もんぺ」「梅」

これらの言葉は3文字を越えることはなく、難解な熟語はない。しかしそれ以外の特徴として「べそ」や「べべ」、「ミルク」、「もんぺ」といった言葉に共通する乳幼児と母親に関するイメージ（もちろんAにそれが意識されているようには見えない）がある。

かつて小出(2)は、ラカン(3)のセミナール3巻『精神病』を援用しながら、シニフィアンとシニフィエの乖離からの回復過程としての異常意味の形成について、ひとつのシニフィエに対するいくつものシニフィアンの結び付き（またはその逆）を述べているが、本症例はその過程の具体的な明証になるかもしれない。

ところで「ちんば」という言葉の字義は、「①一方の足に障害があって、普通の歩き方ができないこと。また、その人。②対であるべきものの形や大きさがふぞろいなこと。また、そのさま」（『大辞林』による）である。もともと「ふぞろい」という②の字義には不整合さや非対称性、不自然さといったニュアンスが包含されている。整合的で対称的で自然だという状態を「正しい」とするなら、「ちんば」の意味されるものは「間違え」ということになる。とすると、Aの「ちんば」にまつわる表現についての「間違えた」という返答には、単なる言葉の誤選という意味とは次元の異なる不自然な状態性が示されている。つまりAは、「間違え」としての不可解で前言語的なものの現出の言いようの無さを、「ちんば」という言葉に象徴化し、収斂させようとしている。そしてその象徴は、乳幼児と母親に関するイメージの漂う、もうひとつの対となる言葉を引き寄せながら、言語体系の中に文として刻印される。

しかし、なぜ「ちんば」という象徴的表現が乳幼児と母親に関わるイメージを引き寄せ、思路を解体させては刻印されなければならないのだろう。この「ちんば」という「間違え」の不可解な現出を象徴的に示すサインは、別の重大な役割を担っているのではないか。

ここで、最近になって初めて知り得た兄からの情報を記載することは重大な価値を持つかもしれない。それは「実母も継母も2人とも足が不自由だった。実母はAが生まれる前から足を引き摺っており、厳しかった継母も、階段から落ちたらしく、昔から『ちんば』だった。『ちんば』の思い出なら、Aを苛め抜いた継母のことに違いない。Aは実母の顔も知らないだろうから」というものである。

そこで、もし「ちんば」という言葉に『足を引き摺る母親』の隠喩的関連を含むとすれば、「ちんば」がどうして乳幼児と母親に関わるイメージを引き寄せるのかが少し理解され易い。つまり端的に言えば、類似概念が集まっているということである。

しかし、だとしてもそれはAに気づかれていない。そもそも「ちんば」という象徴がAにとっては「間違え」という空虚な事態でしかない。そのため、「ちんば」に引き寄せられた言葉も、なぜその言葉が「ちんば」に関連して登場するのかがA自身にはわからない。

つまりAにとって未だ請け負えていない、「間違え」たものとしての前言語的なものの現出は、象徴的に「ちんば」と言語化されるが、それは『足を引き摺る母親』と強い隠喩的関連を持ちながら、そのものとしては隠喩として何らかの決定的欠落があるため、それにまつわるイメージ「○○」を補填することで初めて、Aの言語体系の中に『足を引き摺る母親』の隠喩としての位置を獲得しようとする。しかしその補填は、「ちんば」という空虚な事態に対する欠落の穴埋めでしかないために、A自身には隠喩としてのメッセージが届かない。

ではなぜ「ちんば」には隠喩としての決定的欠落があるのか。『足を引き摺る母親』との強い隠喩的関連がありながら、同時にそれが隠喩たり得ない欠落というのは何であろうか。それはAにとっての『足を引き摺る母親』が、母親のイメージとして統合され得ていないからではないか。『足を引き摺る母親』は母親でない（継母）と同時に母親であり（実母）、苛め抜く厳しい他人（育ての母）であると同時に顔も見せない不在の肉親（生みの親）なのである。図式的表現が許されるなら、Aにとっての母親とは、欠落を核として、それを取り囲む母親の偽イメージの断片から成り立っているのではないか。だからこそ、それはAにとっては空虚な「間違え」としか把えられない。

この欠落が、もしAの精神病理性の根幹に関わっているとすれば、欠落のしるしざすものが具体的に示されない限り、その欠落を補おうとするシニフィアンは元来の恣意性の赴くままに、無秩序にシニフィアン同士の連結を繰り返すだけになるだろう。それは思路としては滅裂、行動としてはまとまりのなさとして、我々の前に姿を現すはずである。

ここに「ちんば」という象徴的言語の極めて重要な点がある。すなわち欠落を示す「ちんば」が定位されることで、シニフィエを失っていたシニフィアンの群れが、ひとつのしるしざすものに向かって収斂されるために、それ以外では無秩序なシニフィアンに乱されることが少なくなり、まとまりを帯びた状態がより明白になってくるのである。そしてその結果がAの疎通性を改善し、口述表現をスムーズにしているのではないだろうか。

(2) Aに対する精神療法から得られたこと

本症例における筆者の関与は、発病後30年が経過した43歳から48歳（現在）までの5年間である。したがってここで述べられるものは、緘黙自閉の目立つ破瓜型統合失調症の欠陥状態に対する治療的工夫ということになる。

経時的な関与の流れを素描すると、主治医の一人語り→ＹＥＳ・ＮＯ面接→日記指導→日記を介しての面接→談話での面接、となるが、やはり重要なのは、動作での意思表示にせよ、日記の書き方にせよ、いわゆる社会生活技能の一対一トレーニングであり、その導入の実現には十分な2者関係の確立が前提とされるということである。また、産出される言語表現（本例では書字表現）に対し、少しでも了解可能な箇所には具体的に訂正や補足説明を加え、よりメッセージとしての整合性を高めた上でそれを示し、あるいは示させ、精神病理性の残る範囲を狭めていく、という工夫の大切さも概観された。それは思路を整え、Aにとっての病理的焦点を絞る作業と言えるかもしれない。少なくともその焦点のひとつが、「ちんば」という象徴的言語として析出されたのだと考えられる。

かつて筆者[(1)]は、破瓜荒廃患者に対する軽躁患者の関わりからヒントを得て、臨床場面に生かし得ると考えた点を幾つか抽出した。それは、①「情意表現の直截さ」を配慮した非言語的関与、②「その都度の自己」への呼び戻しのための注意の喚起、③「思路づけ」訓練、④「その都度の自己」の維持の促し、⑤実践の場での一対一の生活技能訓練、の5点であるが、本症例の場合はこれらの中でも特に③と⑤の重要性が確認された。かつて呈示した2症例の場合は、いずれも独語・空笑が極めて強く、粗暴行為も絶えない不安定な症例であり、落ち着いた面接場面を持つこと自体に苦慮していたため、①②④にかなり特殊な洞察を費やした。永田[(4)]の指摘するように、その実践には特定の資質を持つ治療者（筆者の論文では軽躁患者）の莫大なエネルギーを要するかもしれない。しかし本症例は緘黙自閉は目立つが大人しく、ある意味では従順で静かな破瓜型であるため、①②④には直接力点が置かれず、特に③の「思路づけ」訓練では、日記を介してのゆったりとした面接場面が実現されたため、精神科臨床一般への応用がより確かめられたと考える。

それにしても、なぜAは約30年間も続いた緘黙の世界からの一歩を踏み出したのか。それが様々な環界からの働きかけの帰結だとしても、語り、書く主体はA自身なのである。この問いは、なぜAが長きにわたり緘黙の世界に居続けなければならなかったかという問いと、同じ地平から考察されねばならない。

筆者は、この根本的な問題を考える糸口として、能動的な表出言語の解体という視点を挙げたい。それはやはり日記内容の概観から得られたものであるが、Aの緘黙という事態の背後には、かなり強い言語構造の崩れが推察される。シニフィアンとシニフィエの本来の繋がりが飛び、バラバラになった状態、シニフィアンの氾濫、シニフィエの氾濫の渦中に、Aは意思伝達を叶えるべき能動的な表出言語を失ってしまっていたのではないか。それ故、日記導入当初は受動的に具体例を反響させる書き方しかできなかったし、YES・NOの動作さえ筆者の模倣を反復する必要があった。そしてその解体が発病初期に激しく起こったまま、回復過程の契機を迎えることなく長い歳月が過ぎ去っていたが、偶然筆者がその契機に立ち会うことになったのである。

そしてその偶然とは、筆者の勘違い（「Ⅱ　症例呈示」参照）ではなかったろうか。類似した外見を持ちながら味覚の異なる食事メニューとしてのシニフィエを持つ2つのシニフィアン（カレーライスとハヤシライス）の言い「間違え」に、Aはわずかながらも機敏に反応した。この些細な「間違え」がAの言う「間違え」の根源たる言語解体の図式に共鳴し、後の回復過程を作動させる契機になったのではないか。しかし共鳴させたのはA自身である。そして共鳴させるための舞台は、紛れもなく2者関係の中にある。この2者関係の鮮烈な表現と思われるたったひとつの日記を最後に示す。

日記7
きょうは、風呂に、はいりました、
白雪姫が、できました、
先生、みてほしい、
おしっこに、いって、きます、

「白雪姫」を巡っては精神分析的に様々な解釈が成され得るであろうが、少なくとも「みてほしい」という言語表出に直観される、ある欲望が、共鳴の強い原動力となっていることだけは確かなようである。

Ⅳ　おわりに

本稿においては、長年緘黙自閉の顕著であった破瓜型統合失調症者の緘黙にまつわる精神病理的特徴やその治療的関与について、特に日記内容をもとに洞察を進めた。そこでは能動的な表出言語の解体を中心とする病理が浮き彫りになり、一対一トレーニングや「思路づけ」訓練の有効性が確認されたが、回復過程の契機を逃さないことや、契機の舞台となる2者関係に重大な鍵があるという印象を受けた。

また本症例の場合、緘黙自閉からの改善はこの5年間で緩やかに進み、全体としての病態の動揺はほぼ見られていないため、陰性症状の可逆性の脆さを示す周知の臨床経過とは少し異なるかもしれない。いずれにせよ、さらなる縦断経過の十分な検討が必要である。

今後も臨床に即した素朴な洞察と治療的工夫を、筆者なりに続けていきたいと考える。

文献

(1)　菊池慎一「軽躁患者との『共生生活』を契機に荒廃像の改善がみられた慢性分裂病の2症例」『精神科治療学』8、705–712頁、1993（本書所収）

(2) 小出浩之「分裂病の回復とは」『臨床精神病理』13、67–75頁、1992
(3) Lacan, J.: Le Seminaire 3. Les psychoses. Seuil, Paris, 1981.（小出、鈴木他訳『精神病』岩波書店、東京、1987）
(4) 永田俊彦「分裂病経過の諸相」『臨床精神病理』14、93–107頁、1993

（『精神科治療学』第13巻第10号、1257–1264頁、1998）

「射精恐怖」に悩み続ける統合失調症の一例

I　はじめに

統合失調症にはしばしばセネストパチーがみられる。その中でも性器領域は比較的出現することが多い部位とされ、「性感を起こさせられる」、「射精させられる」[22]、「性器をいたずらされる」、「性交される」、「精子を抜き取られる」[12]などと受身的に訴えられる。これらの感覚は理由なく外界の事象に関連づけられ、とりわけ作為的性格を持つことにおいてこそ、我々はそれを統合失調症のセネストパチーとして把握するわけであるが、その発症契機については、患者の語る内的生活史の中に少なからずみつかる場合がある。また性器領域におけるセネストパチーが妄想的他者からの被影響体験として語られたとしても、それが具体的他者への報復観念にまでおよんだものである場合、そこには統合失調症における他性という事態としてのみでは説明し切れない、具体的他者との対人関係の問題の掘り下げが必要である。

今回筆者は、「射精恐怖」と自らが表現する病的体験に17年間悩み続けてきた35歳の男性統合失調症患者に遭遇する機会を得た。本人の語る「射精恐怖」とは、妄想的他者によって「ペニスをいじられ、勃起させられ、射精させられる」という圧倒的な被影響性を中心とする、自我への絶えざる脅威、侵襲に対する恐怖を示していたが、その契機は本人の回想から、発病初期の「射精体験」であることが強く示唆された。そして長年にわたる「射精恐怖」は、徐々に妄想構築を経て妄想的他者への怨恨へと結晶化され、ついには具体的他者への襲撃未遂へと発展していたのだが、そこには過去における具体的他者（高校時代の男性同級生）との2者関係の齟齬が大きく影響していたと考えられた。

まずⅡ節にて症例を呈示する。筆者は本症例の記述にあたり、まず患者本人から得られた比較的詳細な生活史と現病歴について、可能な限り本人の陳述に則して、内的心性を損なわないように記述をすることを心がけた。したがって、ここでは患者本人の独白的内容がやや強調されたものとなっている。また入院時現症や入院後経過については、主治医（筆者）の視点から記述する方法を主とし、全体として本症例の特徴を浮き彫りにするよう配慮した。

次にⅢ節ではこの症例記述をもとに、本症例の「射精体験」とはいかなるものであるかについて、コンラートやフロイト、レドモンドらを参照にしながら検討し、またどのような要因が患者をセネストパチーへと向かわせ、具体的他者への襲撃計画へと駆り立てることになったのかなどについて、吉松やサリヴァンの著述に依拠しながら、縦断経過に沿った精神病理的考察を筆者なりに展開してみた。

最後にⅣ節において、筆者は本症例との比較検討としてシュレーバー症例に目を向け、回想録中にみられた「遺精」との類似性や、「女性化」の問題についての私見を述べた。なお症例呈示にあたっては、プライバシーを保護するため若干の改変を施したことを予めお断りしておく。

Ⅱ　症例呈示

【症例】

K男（初診時）34歳、独身男性。既往歴はなく、遺伝負因も特に認められていない。

【生活史】

機械関係の技術者である厳格な父親と専業主婦の母親のもとに、同胞2人の長男として出生。乳幼児期の精神身体発育に問題はないが、大人しく手のかからない子であったという。友達は皆無ではなかったが、自分から積極的に交友を求めるタイプではなく、自己主張に乏しい内向的な子供であった。

小学校時代は成績は中位、運動は苦手だったが、父親に勧められて入ったボーイスカウトの夏のトレーニングが効を奏したためか水泳だけは得意だった。中学校では水泳部に3年間所属し平泳ぎの選手だったが、「陽気な他の部員たちとは一線を画した、もの静かな存在」だった。学業成績は平凡で、父親からはもっと身を入れて勉強するよう叱咤されたが意欲がわかず、かといって水泳以外にやることも見つからず悶々と過ごしていた。

自慰を覚えたのは中学3年生の頃である。水泳部員達のあからさまな自慰の会話からそれとなく知ってはいたが、ある朝夢精をしていたことを境に自慰を始めた。その後週に数回の頻度で、雑誌のグラビアをみながら、また時にはセックスの空想をしながら自慰を続けた。自慰をしている時に比べると、日々の学生生活ははるかに味気のない退屈なものに感じられた。当時から空想上の性愛対象は「ノーマルな女性だった」(小児性愛やフェティシズム、屍体性愛といった性嗜好はなく、また同性愛の傾向もなかったという意)が、女性と実際に付き合いたいと考えたことはなかった。むしろ付き合う過程がたいそう面倒臭く感じられた。自慰を始めた当初は両親に対し漠然とした後ろめたさを感じたが、「子を持つ親は、当然その前提として性行為をおこなってきているのだから、皆同じだ」と思い直し、両親とはなるべく普段通りに接するようにした。

高校は公立の普通科に進学した。学校にはプールがなかったので水泳は続けられず、また親の意見で塾通いが始まったため他の部活動にも参加せず、毎日与えられた宿題をこなすだけの受身で単調な生活が続いた。親友といえる友達もできず、「生き生きとした感触が得られるのは自慰の瞬間だけ」のように感じられた。しかし塾通いの成果で、理数系の成績は伸び始めた。

高校2年生の時、体育授業のバレーボールの試合で何度か簡単なボールが拾えず、男子生徒Rから罵声を浴びせられた。それ以来ことあるごとに、頭の形が丸いということもあってか、Rから「バレーボール頭」とからかわれるようになり、衆目の中でも頭をポンポンと叩かれるようになった（ただし筆者の観察する限りにおいては、少なくとも現在の患者の頭は、特別丸さが目立つような頭蓋の形をしていない）。その執拗さには辟易としていたが反論もできず、またそれをみて助けてくれる同級生もいなかった。むしろRのいじめを煽り立てて面白がっている生徒達が複数いた。このRからの侮辱的な関わりは以後卒業まで止むことはなかったが、なぜRが他でもない自分に、こうも執拗な接触を持ち続けようとするのかについては、最後まで「見当のつかないこと」であった。

【現病歴】

高校3年の2学期に入り、「クラス全体の雰囲気が突然変化したような感覚」を抱くようになった。そこには「何か空疎でうるおいのない、無機質な、それでいて張りつめた感じ」が漂っていた。頭を叩いてくるRの姿も「ぎこちなく、どこか実体を欠いた遠い存在」のように感じられた。だがこの雰囲気は、「受験態勢に突入して皆の気が引き締まってきたせいだろう」と考え直した。しかし自宅に帰っても「何か周囲から見られている」ようで、また「外の車の騒音や窓を閉める音、自宅の換気扇や冷蔵庫の音にもビクッとする」ようになった。

しばらくすると、不明瞭で断片的だが「ザマアミロ」「大丈夫」といった数名の男女の声（声の主達）が唐突に聞こえてくるようになった。自慰をしていても「誰かに覗かれていたり、ヒソヒソと噂をされているような異様な実感」があるため、布団にもぐって隠れて自慰をするようになった。だがこの頃の「声の主達」は、「意識を集中している時には容易には侵入して来ない」という特徴を持っていたので、受験勉強に没頭することが「ある種の防衛策」にもなった。教室にいじめに来ていたRも敬遠するほど鬼気迫るように勉強をし、好成績をあげる状態で受験シーズンを迎えた。ただし受験までの数日間はかなり不眠がちであった。

大学入学試験当日は、早朝からかなりの不安と緊張を呈していた。試験会場では胸の鼓動が高鳴り、何度も筆記用具を点検したり、トイレに行って気を静めようとした。しかし試験開始と同時に、極度の緊張で「頭が白紙状態」になった。戦慄にも似た焦りの只中で「ペニスが突然うごめき、爆発するように」下着の中で精液が飛び散った。半ば放心状態の頭に自分を罵倒する声が幾度も渦巻き、その後試験問題にはほとんど手につかない状態で試験を終えた。

この大学受験という、将来を左右するかもしれない大事な局面での「射精体験」は、患者にとって「自分の股間から主権が奪われて、声の主達へと主権が明け渡される決定的なできごと」を意味していた。この点について患者は、「なぜならこの件以来、性的なこと（性的刺激や性的空想）とはまったく無関係に、自分の意志に反して、股間が占拠されて、勃起させられ、射精してしまうことが時々起こるようになったから」と述べている。その後「声の主達」はたびたび生活の中に入り込んで厭味をいったり注釈を加え、勉強時の集中力も容易に崩すほどになってしまった。「自分の『射精恐怖』の歴史は、この時から始まった」という。

浪人が決まり、受験ノイローゼだろうとの両親の考えで総合病院精神科を受診、統合失調症の診断を受け投薬が開始された。担当医からは、幻声、被害妄想およびさせられ体験という病状説明を受けたが、「股間のつらい現象の説明としてはあまりにも表面的で素っ気ないもの」に思えた。服薬の効果か幻声はある程度軽減し、予備校にも通えるようになったが、「声の主達による股間の占拠」は基本的に変わらなかった。射精にまで至ることは頻回ではなかったが、やはり「ペニスがいたずらされていたり、勃起させられること」はあり、その際には「両手でズボンの上から股間の具合を確かめただけでも、その手を長時間洗わないと気が済まない」ようになった。「もてあそばれた精液を洗い流して、身を清める気持ちで手を洗うことが、当時不安を減らす唯一の術」だった。

一浪しても成績はそれなりにしか上がらなかったが、幻声や股間の問題にはだいぶ慣れ、受験に対する昨年程の不安や緊張もなかったので、「射精することもなく無事」に、地方の国立大学電子工学科に合格した。実家からは遠方だったため下宿生活となり、通院も中断した。大学生活は予想していたよりずっと自由で快適だった。思い切って水泳部にも入った。ここは部員数が少なかったこともあり、早くから選手の扱いを受けた。車の免許も取った。「射精恐怖」と手洗い強迫は下宿にいると強まったが、キャンパスではあまり気にならず、幻声も「頭の中で一喝すると立ち消えるほどの弱さ」であった。そこで恐る恐る自慰を再開してみた。その契機は大学の友人の部屋で見せられたアダルトビデオだった。女性のリアルなセックス映像を初めて目の当たりにして、激しい性的興奮に「自分が飲み込まれてしまうような圧倒的な感覚」を感じながら、自室に戻って何度も自慰をした。しかしその後、週に数回の頻度で自慰を続けているうちに、性的空想を抱きながら自慰をしている途中で、「声の主達が侵入して、からかいながらペニスを乗っ取り、射精に至らしめようとする」ため、性的快感が得られないまま自慰を中断することが増えた。そしてついには、性的空想を抱くこと自体をも嫌悪し、また性的刺激を受けることからも回避するようになってしまった。

大学を4年で卒業後、電気製造会社の開発部に就職し6年間（23～29歳）を過ごした。ここでは、直接手を触れず電気的に操作できるスイッチなどの商品化をてがけた。この操作技術は特に興味を引くものであった。その理由として患者は、「股間の問題を解く鍵がここに隠されているに違いないと直感したからだ」と述べている。上司からは仕事熱心で真面目との評価を受け、実際にいくつかの新商品も開発した。しかし、「自分の熱心さの大部分は股間の問題の解明に由来する切羽詰ったものだった」ので、「その真剣さに比べて周囲の従業員の働きぶりがあまりにも不真面目で不謹慎」にみえ、また次第に「自分の業績を妬んでうわさをする連中もでてきた」ため、入社3年目頃からは職場での対人関係にも支障をきたすようになった。

入社6年目に入り、ついに股間の問題は、「声の主達が超物理医学的に信号を使ってメッセージを送り込んで、ペニスを遠隔操作し、射精に至らしめるためだ」と確信するようになった。だが、この「実体験に基づく超物理医学的真理」を会社側で理解できる者は誰一人いなかった。それどころか「うわべだけの微笑の仮面をかぶりながら、その裏ではグルになってこの真理の隠蔽工作をして、私を迫害し、撲滅を企んでいた」という。「声の主達」の罵倒や中傷も激化し、「ペニスへのいたぶり」、手洗い強迫も強まったため、「もうここには居られない」と思い辞職、帰郷した。

帰郷後1年間（29～30歳）は就労せず自宅に居た。親の強い勧めで近医精神科に通院を始めた。幻声は慢性化していたが、睡眠障害は改善され、「ペニスへの遠隔操作」は少し弱まった。しかし無為に過ごしていると「思考力が鈍る」ので、「超物理医学的真理の探究」も兼ねて、自室に籠って無線の資格試験の勉強を始めた。この頃から次第に、「声の主達の中心は男1人女3人の計4人で、その首謀者があの高校時代の、自分をいじめていたRであることがはっきりしてきた」という。その理由として患者は「声の感じでもそうだったし、何よりもRの自宅の付近を通ると不審車が停まって自分を監視していたり、通行人が咳払いをして合図を送っていたから」と述べている。さらに患者はここで、「しかもこのRはただの人間ではない。下品な罵声を浴びせて、遠隔操作して股間を占拠し、人の心にまで乗り移ろうとする『生き霊』なのだ。超物理医学的真理の探究の末やっとたどりついたその正体が『生き霊』Rであることはほぼ間違いない」と強く実感したという。

無線の資格試験には合格した。しかしこの試験会場でも「悪夢」は再現された。つまり試験時間終盤に焦って問題を解いている時に、「またしても突然ペニスがうごめいて、射精してしまった」のである。「『生き霊』Rに対する憎しみで絶叫しそうになる」のを何とか抑え、帰宅後何度も全身をシャワーで洗った。

1年間の自宅療養の後、今回入院となるまでの2年半（31～34歳）は、衛星通信関係の職に就いていた。服薬もこの就職によって再び中断した。仕事内容は通信管理であった。ここでは「はるか彼方の遠隔通信操作の粋がまさに結実」されていた。「この技術の粋に比べれば、『生き霊』Rが国内で少し離れた自分を遠隔操作することなど簡単なことだ」と思った。しかし「この遠隔操作にも弱点があること」がわかった。というのは、「休暇で帰郷してRの自宅付近を通るたびに、決まってRからの声が極端に弱まって、周辺の自分に対する警戒態勢が強まったから」である。患者の解釈によれば、これは「『生き霊』Rの操作力が、遠距離にこそ強い威力を発するものの、至近距離でははるかに減弱するからではないか。だからこそR宅周辺も自分の接近に警戒態勢を敷くのだ」とのことである。そして患者は「R宅を直接狙え。そこが弱点だ。十数年間苦しめられ続けてきた『射精恐怖』の怨みを晴らす時がついにやってきたのだ」との確信を深め、R宅襲撃の具体的計画を徐々に固めていったという。（事実、K男のR宅敷地内への不法侵入は逮捕までの約5カ月間に数回確認されているが、敷地内に侵入し、しばらくそこにとどまっていたこと以外には、明らかな事件性は認められていなかった）

R宅襲撃計画当日は真夏日だった。「闇夜にまぎれやすいよう」に上下とも黒のジャージに身を包み、以前から用意しておいた斧、アイスピック、ホワイトガソリン、ライターをリュックサックに入れ、車をR宅から少し離れた路上に停めて待機した。「R家の住人が寝静まるのを待って、斧でドアを破壊して侵入し、アイスピックで『生き霊』Rやそのしもべ達（同居人）の心臓を突き刺し、ガソリンを撒いて家ごと焼き尽くす計画」だった。しかし「すでに先手は打たれていた。R宅に侵入する手前で警察官に職務質問され任意同行、以前からの不法侵入事件の犯人として逮捕された。その後精神鑑定の結果措置該当となり、当院初入院となった。

（ここで事実関係につき若干触れておけば、K男の数回にわたるR宅への不法侵入は、すでに警察当局には把握されており、当日の夜も、K男の乗用車がR宅付近の路上に停車されていることをR宅住人が通報し、以後K男の挙動は警察によって監視されていた。K男がR宅に侵入しようとする直前に警察官がK男を職務質問し、任意同行となった。なおその後の調べでは、K男に狙われていたR側には、K男から怨みを買うほどの具体的な因果関係は認められなかった、とのことである）

【入院時現症】

中肉中背、なで肩でやや筋肉質。頭髪は普通に散髪されたものが少し伸びた程度。無精髭もなく、身だしなみは整容。色白であり、銀縁の眼鏡から奥目がちの瞳を向けている。微かに笑みをたたえているようでもあり、無表情で冷淡にもみえる。物腰は静かで、小声でやや単調に、しかし比較的流暢にしゃべる。基本的に丁寧語で話し、暴言はみられない。

現在の調子について尋ねると、「相変わらず幻聴が聞こえてます。それと股間が、こう……体が乗っ取られて、自分の意志に反して勃起してしまうんですね。症状が長いんで、もう勃起しなくても、操作されて射精してしまうこともあります。遠隔操作でやられているんです。首謀者はRです。それも、射精という体の現象を人的操作で物理的にやるという、超物理医学的な遠隔操作でやるんですから。股間も乗っ取るというか、声で集中力も崩すんで、Rはただの人間ではないんです。『生き霊』なんです。もし人的操作をやっている物的証拠でもあれば、Rは絞首刑では済まないでしょうね。今もそう思います」と淡々と答えた。今一番困っていることについては、「もちろん股間の問題です。……もう17年間被害をこうむってますからね。自分の意に反して、局部に血を集められて勃起させられて、射精させられるんですから。まったく受身ですからね。精子嫌いになっています。一言でいうと、ずっと『射精恐怖』でした」と返答した。

幻聴、性器領域における異常体感、被害関係妄想、手洗い強迫、させられ体験が長年にわたり続いており、「生き霊」に関連した妄想は構築化されていると考えられた。思考形式自体に著しい弛緩はなく、また抑うつ気分や焦燥感の訴えも特に認めなかった。表面的疎通はとれるのだが、深い感情接触がとれず、どこか平板で鈍麻な印象を受けた。ちなみに、今までに女性との交際経験や性的体験は一度もないが、性同一性障害や小児性愛、フェティシズム、その他の性嗜好異常については否定的であった。性的空想自体を回避するという点については、長期にわたる病的体験との深い因果関係が示唆されるため、DSM-Ⅳにおける性的欲求の障害のカテゴリーを満たさないと判断された[(1)]。入院時生化学的検査、脳波、頭部CT等に特筆所見は認めなかった。妄想型統合失調症と診断し、抗精神病薬ハロペリドール3mg／日の投与を開始した。

【入院後経過】

入院当初から新しい環境にさほど動揺する様子はなく、一日の棟内スケジュールに従った物静かな生活ぶりが始まった。拒薬や拒食は認めず、看護スタッフとの会話は必要最小限のもので、他患との交流もほとんどなく、自室で臥床していたり、時々〝モールス信号〟の勉強をしたりしていた。洗面所で手洗いにかける時間の長さが少し目立ったが、それも他患からの苦情が出るほどではなかった。夜間は短時間型睡眠薬（ブロチゾラム0.25mg）1錠のみで良眠していた。

診察は週1回の定期診察と、それ以外は必要に応じて臨時に診察を行うという形式をとり、まず受容的にK男の語りを傾聴する姿勢をとった（妄想を語る患者に対する筆者の診察姿勢については、カルテ記載の意義も含めて以前拙論[9]で述べたことがあるので、参照されたい）。談話の中心はやはり「股間の問題」のことであり、「やっぱり変わりません。声の主が大分やってるみたいです。……勃起させない薬はあるんでしょうか」と控え目に語っていた。幻聴はずっとあるというものの、内容は具体性を欠き不明瞭であり、また実際にどの程度の頻度で勃起や射精があるのかについても曖昧なままであった。ただし、下着はパンツを2～3枚重ね着していたり、尿パットが届いてからは毎日それを取り替えて、密かに自分で捨てに行っていた。

入院後1カ月の間にハロペリドールを漸増し、9mg／日の投与とした頃より、「声はそれに囚われなければ大丈夫です。またしゃべってるなという感じで」と幻聴体険に対する心的距離がとれてきている印象を語ったが、「股間の問題」については、「前に比べると弱くなっていると思いますが、やっぱりやられるのは一緒ですね。自分で偏屈になってます。そうさせられてますからね、受動的ですから。もうずっと声の主の為されるがままでしたから」といい、諦観にも似た硬い表情を見せていた。入院後2カ月半ばからは、時々作業療法室でパソコンをいじったり、体育館で卓球をするようになった。薬物療法はハロペリドールをさらに漸増し、12mg／日としていた。体は鈍ってないかとの質問に、「水泳以外はもともと運動音痴でしたから。卓球もまあ踊っているような感じで……」と、彼としては珍しく小さな身振りを交えながら微笑んで答えていた。

この頃から診察場面では受容的な傾聴に加え、K男に内的生活史を少しずつ辿ってもらい、どのように「射精恐怖」で苦しんで来たのかを話し合うようになった。その中で、高校時代のRの「いじめ」や、自慰のこと、2度の大事な局面（大学入学試験、資格試験の最中）での辛い「射精体験」などが語られていった。筆者が声の主と「股間の問題」の経時的推移から、かつてのいじめの主Rが声の主R、さらに「生き霊」Rとして妄想的に結晶化してしまった可能性にも言及してみたところ、K男は筆者の推論を理解できるとした上で、「病気だろうというのはわかるけど、下（シモ）のことはリアルなので」と返答し、「生き霊」Rへの怨みは消えていないことも述べた。

しかし筆者にはここで腑に落ちない点が1つ残った。それは、果たして高校時代のRとのことは、客観的にみて「いじめ」といえたのだろうかという点である。というのは、K男が高校時代のRとの関係を回想する際には、まるで思い出を懐かしんでいるような微笑をたたえていたからである。「バレーボール頭」といって頭をポンポンと叩かれる様子も実演してくれたのだが、筆者にはそれが、まるで思春期の仲の良い同性が親愛の情も込めて身体的接触におよんでくるような優しい仕草に見えた。そしてそれ以外にはRから明らかな暴力を受けたこともなく、また「バレーボール頭」という言動以外に「いじめ」と捉えられるような具体的な罵声を浴びたという事実も、K男の陳述からはきわめて不十分にしか把握され得なかったからである。

家族面談では、K男の内的生活史の把握の程度が、父親と母親でかなり異なっていることが明らかになった。父親は、K男の病気が浪人の時の治療でほぼ治っていたと思っており、しかも「射精恐怖」のことは、今回の入院で（筆者の説明により）初めて知ったと驚きの色を隠せない様子であった。一方の母親はかなり詳細なK男の病状の変遷を知っており、すでに今回の事件の数年前に、K男自身が「射精恐怖」から逃れる手段として、「パイプカットしたい」と母親に相談したことがあることも披瀝した。

入院5カ月目になり、K男は、事件当時の状況がどうであったのか再確認したいと、担当していた警察官に連絡をとり面談をした。その数日後の診察では、「君は空想を信じているから、もっと現実のことを信じなさいって言われました。下（シモ）のことも話してみると、性の捌け口がないからだと言われました。ズバッと切られたんで、かえって笑ってしまって、それもそうかなと思いました」と笑顔で述べていた。しかしその言葉とは裏腹に、しばらくは手洗い強迫が増強し、幻聴のない時には頭痛がすると訴えた（この時期に短期間　クロルプロマジン75mg／日を追加投与した）。

この機会に筆者は、手洗い強迫と「股間の問題」の関連について再度K男と話し合ってみた。その結果、占拠され操作させられたペニスから排泄されるものは、それが精液でなくとも他の分泌物の全て、時には尿でさえも極めて不快で排斥されるべき対象になること、そしてそれらは直に手に触れなくとも洗い流さずにはおれないものだと語り、「精液は声の主のシンボルですから……。まあ手洗いは、今は習慣みたいになってしまってますけど」と付け加えた。

そこで筆者は、勃起や射精のメカニズムと、カウパー腺などからの分泌物や精液についての生理学的説明をした後、K男の実際の射精頻度について率直に尋ねてみた。すると驚いたことに、明らかに射精といえるものはこの1年間に数回程度で、しかもそれは夢精のようなものだったかもしれないとサラリと答えた。しかし、過去2度の試験本番中の射精体験は、「もっともリアルで辛い体験なので、今もはっきり覚えています」と語気を強めた。筆者は、その2度の体験のリアルな想起のなされ方が、他の「股間の問題」の陳述の被影響性を帯びたリアルさに比べて、筆者にははるかに生理学的に了解し易いリアルさに感じられることを話し、少なくともこの2度の体験は、「声の主」による被影響体験とは別に、性的刺激や性的思考とは無関係に突然射精する生理学的現象、すなわち「突発性射精」（Ⅲ章で後述）を呈していた可能性もあることを指摘した。

入院6カ月目に入り、K男は髪をスポーツ刈りにした。作業療法や運動、〝モールス信号〟の勉強に加え、午後のひとときを英語のラジオ講座の勉強にも当てるようになった。Rについては、「同じ人間なんで、そんな超常的なことは不可能だと思えるようになりました」と語り始めた。入院形態は医療保護に変更、さらにその3カ月後には任意入院となり、現在は退院に向けて月2回の定期外泊を繰り返している。手洗い強迫は続いているものの、外泊中も庭の草取りをしたり、市民プールで大学以来の水泳を再開したりと、今のところ比較的安定した臨床経過となっている。

Ⅲ　考　察

(1)「射精体験」と戦慄

本症例においてまず特筆すべきは、性器領域におけるセネストパチーの発現が、患者にとって極めて不本意な「射精体験」を明らかな契機としていることである。この「射精体験」は、高校3年2学期頃からみられ始めた周囲の雰囲気の変容感、離人感、漠とした被注察感、知覚過敏などの統合失調症における初期症状と、それに続く断片的な幻聴の出現から約3カ月を経た大学入試本番中での体験である。それは「頭が白紙状態」という極度の緊張の只中で、何ら性愛的要素を含まない形での、まったくの意に反した突然の「射精体験」であった。この生々しい体験は射精直後に渦巻く幻聴とあいまって、それまでの非人称的で漠然とした被影響感から、より具体的な妄想的他者からの性器領域に的の絞られた被影響体験へと推移する、決定的な体験であったと考えられる。

この大学入試本番中の極度の緊張に関連して想起されるものは、コンラート[4]が統合失調症における病勢増悪の最初の相期（Phase）として、舞台用語にしたがって名づけた戦慄（Trema）である。そして極度の緊張の最中での「射精体験」が、声の主達によるさせられ体験として唐突に関係づけられた事態は、まさに戦慄に続く異常意味顕現（Apophänie）といえる。特に本症例の場合、高校3年2学期に入ってからの初期症状を、患者自身が当初「この雰囲気は、受験態勢に入って皆の気が引き締まってきたせいだろう」と解釈していることからも、すでにこの頃から発病契機としての、笠原[7,8]のいう「出立」主題が現前に迫っていたことを如実に示している。そして「出立」を直面せざるを得ない、待ったなしの大学入試本番は、極度の不安、緊張を強いたものであったろう。つまり統合失調症の初期過程で「出立」を現前とした戦慄的状況にあったところに、入試本番というまさに「出立」を象徴する舞台に立ったことがはるかに大きな不安、緊張を惹起してしまい、「射精体験」という事態にまで至ったのかもしれない。しかしなぜそこに「射精体験」が起こったのであろうか。

(2) 不安、緊張と射精

ここで不安、緊張と射精という現象の関連について、若干の文献的検討を試みてみる。そもそも不安や緊張と性的興奮が時に同時に出現することは、フロイト(5)を始め以前よりよく知られていた。フロイトは『性欲論三篇』の中で、小児における性的興奮の源泉について、「比較的激しい感情現象はすべて、驚愕をともなう興奮さえも、性欲に深い関係をもっている」とした。そして学童の場合にも、「試験されるという不安や、困難な課題による緊張感は、学校との関係という点ばかりではなく、性的表現の発現という点でも重要なものとなるのであるが、それは、こうした事情のもとでは非常にしばしばある刺激感情が現れて、それが性器にさわらずにはいられなくされたり、さまざまの錯雑した結果をともなう遺精のような現象を惹き起したりするからである」(傍点筆者)と説明している。さらに、一般に多くの若者や成人においても、知的作業や精神的緊張に注意力を集中することが性的興奮を惹き起こすものであるということを、精神的「過労」を神経障害の原因とする推論の正当な根拠とみなした。

また例えばブロス(2)は、青年期男性が成熟した異性愛へと前進する道程で、ぜひ解決しておくものとして同性コンプレックスに着目した。ここでブロスは、同性的情動は性的成熟の到来に由来する性器的衝動に付着させられ、まだ一点に集中していない興奮路から性器において勢いを増す、と述べ、「青年期ではどんな感情刺激も性的反応を惹起しうることは、よく知られた事実である。報告された初めての不本意な射精の状況は、まったく『非性的な』性質のものであることがよくある」（傍点筆者）とし、例証としてキンゼイ[10]の報告した「授業での試験恐怖や体育での綱登りやさらに多くの変哲もない状況」や自験例[3]を参照としてあげている。

これらの精神分析学的視点にみられる「射精体験」は、筆者からみれば、異性性愛を獲得する道程で性的成熟には至っていない時期には、比較的激しい感情刺激なら性的反応として時に射精にまで及ぶことがあるという、性成熟過渡期にみられる性的現象のひとつとして包括し得る。

一方、より生物学的・生理学的見地から、「性的刺激や性的思考とは無関係に突然に射精する状態」を「突発性射精」（spontaneous ejaculation）として報告しているものもある。この「突発性射精」は、１９８３年にレドモンドら[17]が初めて報告して以来、高尾ら[21]の最近の報告を含めても６例[14,17,21]と極めて少なく、統合失調症にみられたものとしてあげられているのはその内２例のみである。

１例目はレドモンドらによる35歳（19歳時発病）の症例である。入院中ミーティングの席で他患に質問されて緊張が強まった時に射精し、以後「世界が破滅する」という妄想により不安、緊張が強まった状況において出現していたという。この例では、不意打ち的な初回の「突発性射精」が、次回からは世界没落体験とも表現すべき戦慄状態（急性増悪）の身体表現系のひとつとして出現するパターンを繰り返すようになっている。

2例目は高尾らの報告した初診時17歳の症例である。この症例では、「突発性射精」は統合失調症発症以前の13歳時より認められており、定期試験中などの不安、緊張が強まる時に「突発性射精」を呈していた。さらに、17歳頃からは試験以外の場面でも緊張や不安を感じた際に「射精しそうな感じ」がしばしば出現するようになり、その1年後の専門学校生の時、バスに乗り遅れそうになった際に車中で突然射精、この頃より日常生活の行動についての揶揄や嘲笑、注釈を加える形の幻聴が出現し始めたが、幻聴や妄想の内容は射精に関連したものを認めず、射精の状況や射精を恥じる感情とはまったく無関係に出現していたという。

ここで、前述した精神分析的視点からみた「射精体験」とレドモンドらの「突発性射精」を比較検討しておくと、フロイトやブロスのいう「射精体験」には、性的興奮、性的反応といった精神分析的解釈が観察者側から付与されているのに対し、レドモンドらの「突発性射精」にはそうした解釈は括弧にくくられ、体験そのものが患者本人にどう受けとめられているかという観点に限局された生理的現象として概念づけられている。そこで当事者の認識という角度から精神分析における「射精体験」について見直すと、それを自身の性的情動興奮の結果とみなすか、性器領域における非性的生理現象とみなすかによって、2種類に大別できる。そしてレドモンドらの示した「突発性射精」は、後者（非性的なもの）として位置づけられる可能性がある。

さて本症例における「射精体験」に立ち戻ると、大学入試や無線の資格試験の最中などの「射精体験」は、強い不安緊張下で性的思考や性的刺激とは無関係に突然射精するという生理的現象を呈しており、そういった意味では「突発性射精」とすることに異論はない。しかしこの「突発性射精」のその後の臨床経過における精神病理的布置は、レドモンドや高尾らが呈示した症例とは大きく異なっているのである。というのも、これら2例では「突発性射精」という身体現象そのものに対する病的意味付けはなされておらず（少なくとも言語化されることなく）、むしろその現象は戦慄の身体的反応のひとつとして、幻覚妄想の具体的内容とは無関係なものとして体験されていた。つまり非性的生理現象としてそのまま当事者には受け止められていたといえる。しかし本症例では、初回の「突発性射精」が「ペニスをいじられ、勃起させられる」という性器領域への被影響体験として、ただちに自我違和的に実感されている。そしてこの事態はその後「自分の股間からの、主権の決定的な明け渡し」、「自分の意に反して、股間が占拠される」という、他者性による自己身体（性器領域）の圧倒的な被支配の事態として、自己と身体との乖離をますます強めていった。

したがって本症例における「突発性射精」は、確かに本人が性的思考や性的刺激とは無関係に起こったものと認識しながら、それを自らの非性的生理現象としては請け負えておらず（もちろん自身の性的情動興奮としても捉えておらず）、そこに他者性を帯びた被影響体験という、統合失調症に特異的といえる事態が実感されている。しかしレドモンドや高尾らが示したような統合失調症患者にはそういった事態はみられていない。ではなぜ本症例では性器領域をテーマとした体感異常や被影響体験に強固につながってしまったのであろうか。この問いの答えに近づくためには、体感異常を呈する統合失調症患者の特徴についてのさらなる検討が必要である。

(3) 体感異常と統合失調症

ここで、統合失調症と身体体験についての吉松(23)の洞察が非常に参考になる。吉松の記述を筆者なりに要約すれば、まず体感異常を呈する統合失調症性格にあっては、元来共感性の障害があり、対人的に真の交流が成り立ち難く、患者は専らその関心を身体性に置き、自己性の危機をかろうじて身体性においてとどめている。しかし、患者が対人関係を対決的に捉えてしまう状況に遭遇すると、そこには「食うか食われるか」の場面が出現する。そして対人関係で負けるという事態には、自己性そのものが他性に侵され、屈服させられるという体験構造がみられ、このような構造が顕在化すると、今度は世界体験の構造そのものに変容が起こり、自己統合不全がもっと顕わな形で露呈するに至る。かくしてここに被害的な自己関係づけが始まり、幻覚妄想状態が歴然とし、電波体験をはじめとする各種侵入作為体験が活発化する、というわけである。

この吉松の洞察をもとに本症例を照らし直してみると、まず確かにK男の語る生活史には対人交流の希薄さが目立つ。子供の頃から自己主張に乏しく内向的な性格であり、父親にレールを敷かれる形で入った中学時代の水泳部でも「陽気な他の部員達とは一線を画した、もの静かな存在」であった。塾通いをする高校時代も受身で単調な毎日で、親友もなく内閉的に過ごしていた。家族との深い感情接触がうかがえるようなエピソードは聞かれず、両親や弟に対する評についても「ごく普通だと思う」といった程度にしか答えていない。つまり吉松のいう元来の共感性の障害が推察される。

次に、この思春期の受身で単調な毎日に、刹那的ながら生き生きとした感触をもたらしたものは、他でもない自慰であった。しかしそれは同性異性を問わず、現実の他者との生の関係を構築する礎とはならないばかりか、生の対人関係における軋轢から遠ざかる方向性を加速させていたようにもみえる。そして特にK男にとっての当時の自慰行為というものは、関心をその身体性（性器領域）に置くことによって、自己性の危機からかろうじて逃れる手段となっていたのかもしれない。自慰の射精瞬間におけるエクスタシーに、自己と自己身体の同一性の確証を見い出していたようにもみえる。

さらに、吉松(23)の記述にみられる「食うか食われるか」という対人的状況に関して極めて重要なのが、K男と高校2年生からの同級生Rとの奇妙ともいえる関係である。K男の体育授業でのバレーボールのミスに罵声を浴びせたRは、以後K男をことあるごとに「バレーボール頭」とからかい、揶揄し、頭をポンポン叩くという度重なる身体接触に及んできた。対人交流の希薄なK男にとって、この同性同齢の他者からの執拗な接触は、他の対人関係からははるかに突出した、いわば「食うか食われるか」という被侵襲的な体験であったに相違ない。このRの強烈な対人接触に対し、K男は辟易としながらもなすすべもなく受容し、翻弄され、結局その関係を「見当もつかないこと」としていったんは曖昧にすませたまま、統合失調症の初期症状を呈するに至った。この臨床経過はまさに、吉松がいう対人関係で負けるという事態から、自己性そのものが他性に侵され、屈服させられるという体験構造の顕在化を物語っている。しかしなぜこのRが、K男の17年間におよぶ「射精恐怖」の犯人として、つまりペニスをいじり、勃起させ、射精させる妄想的他者R、「生き霊」Rとして再登場し、股間を占拠する者として君臨し続けることになったのだろうか。

このK男とRの関係について先ほど筆者が奇妙ともいえると述べたのは、あくまでも筆者の直感に由来したものに過ぎない。しかし入院後経過の中でもふれたように、診察場面でK男が、高校時代のRとの関係を想起して語った時にたたえていた懐かしそうな微笑には、筆者は奇妙な不自然さを禁じえなかった。勿論それは筆者に対する愛想笑いではなく、また辛い体験を思い起こす際の防衛機制としての笑顔のようなものでもなく、まるでノスタルジックに思い出を回顧しているかのごとき微笑であった。Rに頭をポンポンと叩かれる場面を演じてみせたK男の仕草にも、筆者にはRが親愛の挨拶がわりにK男に身体的接触を示しているような優しい仕草にみえた。さらにK男の陳述を詳しく聴取しても、Rの身体的接触には頭を軽く叩く以外の暴力的行為はなく、また「バレーボール頭」以外に具体的ないじめにつながるような言動の想起もかなり曖昧であった。

これらのことから筆者は、Rの接近はK男にとっては確かに侵襲的だったが、RとしてはK男へ向けて親近の情も示していたのであり、しかしRの示す親愛的要素をK男はうまく受け入れられず、からかわれているものとしてしかRを認識できなかったため、K男はRの接近を「いじめ」であり「見当のつかないこと」として観念上把握せざるを得なかったのではないかと考えた。

(4) サリヴァンの「親密欲求」と「情欲の満足を求める欲求」

このK男とRとの同性間の交流の問題について考える上でひとつのヒントとなるのは、サリヴァン(20)の発達理論にみられる同性間の「親密欲求」(need for intimacy)である。サリヴァンによれば、前青春期になると、児童期における遊び友達とは違って「水入らずの相手というか、大の親友というか、そういうものになる同性の特定の人一人に対しての関心という点で新しい型」の同性相手を求めるという「親密欲求」が生じてくる。そして前青春期に続く青春期前期になると、同類愛的選好（isophilic choice）から異類愛的選好（heterophilic choice）への変化に伴い相手も異性となり、性行動のパターンが決まれば青春期後期の開始となるが、この異性との親密性も前思春期に同性の一員と享受した親密性のパターンに倣うところが大きいという。

この理論をもとに当時の2人の発達段階を探れば、まずRについては、上述の如くRがK男に対する特別の親近感をもって交流を深めたいと望んでいたとすれば、それは前青春期の同性間にみられる「親密欲求」を示していたといえる。Rは同性間の「親密欲求」をK男に向けながら、青春期前期の対象の選好が異性へと変化する手前の段階にあったかもしれない。ただしRの「親密欲求」の表現自体にも、粗野で他者配慮に欠いた、ぎこちない未熟さがあったことは否めない。一方K男は「親密欲求」が生じるどころか、その前段階の児童期における遊び友達との交流にも希薄なままの段階で、Rのぎこちない「親密欲求」にいわば無防備に直面することになってしまったのである。この2者間の対人的発達段階の相違による軋轢は、K男に大きな負担を強いたのみならず、異性との親密性の模擬となるべき同性間の親密性パターンへの歩みを停滞させてしまった可能性が大きい。

またサリヴァン[20]は、青春期とそれ以後に体験する問題を理解する鍵として、3つの欲求をあげている。すなわちそれは「個人的安全保障感」（need for personal security）、「親密欲求」（前出）、

「情欲の満足を求める欲求」（need for lustful satisfaction）である。前者2つが時間をかけて徐々に培われていくものであるのに対して、3つ目の情欲とはオーガズムを追求する性器的活動と結合している欲求であり、それはかなり唐突に、かつ発達の中では他に例をみないほどの急激な変化をもたらす。「この変化によって、従来は廃物を排泄するためのものであった相互作用帯が、新たに身体的対人親密性における相互作用帯としての重要性をにわかに帯びる」というわけである。

ここでK男の「情欲の満足を求める欲求」について考えてみると、K男は、中学3年生の頃から自慰を始めた。そして自慰行為の際の空想上の性愛対象は、当時から「ノーマルな女性」であったと述べている。しかし女性と交際したことは35歳の現在に至るまで一度もない。K男の性器的活動は、児童期の交流や同性との「親密欲求」の段階を経ぬままの自己性愛的な（autosexual）行為として、いわば他の対人発達とは乖離した状態で続けられていたといえる。したがってR男の描く女性像は、自慰中の本人にとって空想上いかようにも操作し得る女性像、自慰という性器的活動を全うする上での刹那的、断片的な異性表象であり、それは例えば小児性愛や同性愛ではないという意味で「ノーマルな女性」であったに過ぎず、そこには対人親密性はうかがえない。そしてこの自慰においてこそ「生き生きとした感触」が得られ、自己と自己身体の同一性の確証契機を見い出していたのである。

つまりK男は、元来共感性の障害を持ち、自己性の危機をかろうじて身体性、とりわけ性器領域の自慰行為においてとどめており、自慰中は自己操作的な女性表象に包まれながら内閉的に過ごしていた。しかしRからの生々しくぎこちない「親密欲求」に「食うか食われるか」という侵襲を受け、ついには世界体験の構造そのものに変容が起こった（発病した）のだが、その時期と重畳して受験シーズンを迎え、著しい戦慄の最中で自己操作をはるかに超えた「突発性射精」に至ったのである。ここにおいて、それまでK男の自己性の危機を守り、「情欲の満足を求める欲求」に何とか答えてきた自慰の能動性は打ち砕かれ、自己操作的な女性表象も統合性を失ってしまった。そこへRからの「親密欲求」という、K男にとっては「いじめ」で「見当のつかない」侵襲に由来する他性が滑り込み、性器領域に収斂されたセネストパチーとして顕在化するようになったと考えられる。

こうしてK男の情欲は、「自分の股間からの決定的な明け渡し」によって主導権を失い、「股間を占拠され、勃起させられ、射精してしまう」という、妄想的他者によるさせられ体験へと変貌を遂げた。ただ、大学在学中のごく一時期だけだが、主導権を失っていた情欲が満たされる時期があった。それはアダルトビデオによる女性の衝撃的なセックス映像によってである。この鮮烈な女性表象は、久しぶりにK男の情欲の本来的な能動性を奮い立たせ、自慰を完遂するだけの統合性を確保した。しかし間もなくその統合性も萎え、自慰の途中で情欲自体が奪われるようになり、ついには性的空想を抱くことさえも剥奪されてしまったのである。

(5) 妄想的他者から具体的他者へ

このような病状を抱えながらも、K男は大学卒業後、電気製造会社で6年間就労し、1年間の自宅療養を挟んで、今回入院となるまでの2年半は衛星通信関係の職に就いていた。この2つの就職先での仕事は、K男の陳述によれば、前者が「直接手を触れず操作できるスイッチの商品化」であり、後者が「衛星通信の管理」であった。それはいずれもが「遠隔操作」に深く関連した仕事である。この2つの職場経験が、K男の性器領域における病的体験を「超物理医学的に信号を使ってメッセージを送り込み、ペニスを遠隔操作して射精に至らしめる」という妄想構築へと発展させる土壌となったことは想像に難くない。しかしこの2つの「遠隔操作」に関連した仕事に就いたことは単なる偶然とは思えない。大学で電子工学を学び、電子スイッチを開発し、無線の資格を取り、衛星通信の管理をするといった経緯にみられる一連の志向性は、理工学系の科学現象への憧憬、とりわけ不可視的な情報伝達に関する科学的探究への志向性といえる。この志向性に沿った職種の選択が、延べ8年半にわたる就労を可能にした理由のひとつでもあり、なおかつ妄想構築をより強固にする環境要因となってしまったのかもしれない。

さて、この2つの就労期間の病状経過もさることながら、ここで筆者が着目しておきたい点は、その狭間となる1年間の郷里での療養期間中の体験についてである。というのは、それまでは幻聴における他性は「声の主達」として非人称的に体験されていたのだが、この療養期間中に「声の主達」の首謀者はRであると確信され、さらに「声の主」Rは「生き霊」Rへと変貌を遂げたからである。

K男はこの期間に自宅に籠って無線の資格試験の勉強を続けたのだが、この自閉的生活はかえって過去のRとの関係の記憶を呼び覚ますものとなってしまった。K男は特に意識していなかったというが、実際にはたびたびR宅付近を訪れている。そしてそこで体験される幻聴や注察、被害関係念慮の源泉を、まるでRに収斂させていったようにもみえるのである。つまりK男は高卒後音信不通であったRに、今度はK男側から(遠巻きにだが)執拗に接近し、Rからの侵襲のメッセージをあえて享受しようとしていた。そして遂にK男は、「下品な罵声を浴びせ、遠隔操作して股間を占拠し、人の心にまで憑依しようとする」、「生き霊」Rとの再会にたどりついたのだと考えられる。

この再会はむろん現実としてのRとの再会ではない。しかしK男は、発病の発端となったRの執拗な対人接触をかつて「いじめ」と感じた、その背後に隠されていた「見当もつかないこと」の正体に、長年の妄想的文脈の中で出会ったのかもしれない。その正体とは当時、本来ならRからのぎこちない「親密欲求」に別の形で応じるべき方向性、すなわちK男自身の「親密欲求」への志向性ではなかったのか。しかしK男自身の無防備さは、Rの親密性を同時的に侵襲ととらえてしまう関係、つまり親密性（R）→被侵襲性（K男）という歪んだ二者関係図式を招いてしまった。そして時を経て、「親密欲求」への志向性がようやくK男からRへと向けられた時、そこに前述の図式の反転、すなわち〝侵襲をこうむることこそ接近につながる〟とでも表現すべき、被侵襲性（K男）→親密性（妄想的他者R）の図式が成立したのではないだろうか。この反転された図式における妄想的他者Rの享受する親密性は、実際にはK男への侵襲としてK男自身の被侵襲性を誘うという妄想的に閉じた構造を呈しているため、ひとまずはK男にとって「親密欲求」への志向性を培う安住の世界となるはずであったのかもしれない。

しかし間もなく、この内閉的な妄想世界は自己の手の内をはるかに超えた、無線の資格試験最中の「突発性射精」という現実によって再び打ち砕かれることになる。このなすすべもないペニスへの侵襲によって、K男は初めて「生き霊」Rへの明確な憎しみを実感する。この憎しみという強い実感は、17年におよぶ「射精恐怖」に対する苦しみを「生き霊」Rへの怨恨に集約させ、現実のRに対する復讐へと向かわせる原動力となってしまったのである。

それは1年間の自宅療養の後再就職を果たし、休日を帰郷して過ごすようになった際の、「（R宅付近を通るたびに）決まって幻声が極端に弱まり、周囲の自分に対する警戒態勢が強まった」という病的体験の変化にも現れている。ここには被侵襲性によってRへの接近をはかるという以前の図式は立ち消え、K男の怨恨感情が「生き霊」Rからの侵襲を跳ね返し、「生き霊」R側がK男の侵襲に身構えるという構図が浮上している。それは、まるでK男の憎しみによる緊迫感が、R宅周辺にピリピリと投影されたかのようである。こうして妄想と現実の境界は怨恨という情動によって突き破られ、ついにR宅襲撃計画が実行される時を迎えたのである。

(6) 病状変遷の契機としての「突発性射精」

これまでの考察から、本症例がどういった状況で統合失調症を発病し、どのような契機から「射精恐怖」に悩み続けることになり、それらがなにゆえに具体的他者への襲撃計画の実行にまで繋がってしまったのかという問いへの鍵がある程度示されたと思う。ここでそれらを縦断経過に沿って羅列的に再整理しておけば、①対人発達上の共感性の障害、②自己性の危機から逃れる手段としての自慰（統合失調症発病前）、③同性Rとの対人関係における齟齬、④「出立」主題（統合失調症発病契機）、⑤大学入試本番中の「突発性射精」の脅威（「射精恐怖」の契機）、⑥非人称的他者→「声の主」R→「生き霊」Rへの変遷、⑦無線資格試験最中の「突発性射精」の決定的打撃による「生き霊」Rへの怨恨感情の湧出（具体的他者Rへの襲撃計画の契機）、ということになる。

これら①〜⑦を概観してやはり特筆すべきは、病状変遷の重要な契機に2度の「突発性射精」

（⑤と⑦）が深く関わっていることである。1度目は、その後の病態を「射精恐怖」（性器領域におけるセネストパチー中心の慢性的な幻覚妄想状態）へと方向付けるものであり、2度目は「射精恐怖」の首謀者を妄想的他者から具体的他者へと現実化させる契機となるものであった。そしてこの2度の体験の陳述は、K男の語る「射精恐怖」の中でも、他の「ペニスをいじられる」、「勃起させられる」といった被影響体験の訴えとは明らかに区別されるべきものであった。

というのもこの体験陳述は、それが今もなお臨場感を帯びた生々しい戦慄を呼び起こすような、その瞬間のK男の鼓動を伝えるがごとき陳述であり、その内容には繊細な描写がみられ、時や場所も明確に限定され、まったく予期せぬ射精という現実に驚愕した実感が伝わってきた。そしてこの「射精体験」の陳述に続いて、間髪を入れず唐突に異常意味が付与されていた。一方、彼が毎回のように繰り返し述べる性器領域における被影響体験は、常に事後的に語られながらア・プリオリに決定づけられているかのような、諦観を伴った体験陳述であった。その内容は具体的描写や頻度に関してはかなり曖昧なのだが頓着されず、させられているという被影響感が執拗に強調されて訴えられていた。そこには筆者の臨床経験上、幻覚妄想を語る慢性統合失調症患者に共通した踏み込み難さが実感された。このような臨床的実感からも、筆者は前者の「射精体験」そのものは被影響体験とは別の、不安、緊張や戦慄状況下にみられる「突発性射精」という現実の生理的現象として捉えたわけである。

K男にとってのこの「突発性射精」という現象は、自己性の危機の防衛的役割ともなっていた自慰における射精概念を逸脱し、情欲の自己操作性をはるかに超えた、非性的で請け負えない現実体験であったからこそ、そこに統合失調症における他性が収斂される余地が生じ、異常意味が深く刻みつけられる契機（上記⑤）となったのであり、なおかつ妄想構築化された「射精恐怖」という内閉的世界をも打ち砕き、その首謀者たる妄想的他者を現実の他者へと引き寄せる契機（上記⑦）ともなったのだと考えられる。

Ⅳ　付記―シュレーバー症例にみられた「遺精」をめぐって―

さて本症例における「射精体験」との関連で、ぜひ比較検討しておきたい症例がある。それはかの有名なシュレーバー症例である。この症例は元ザクセン州控訴院院長ダニエール・パウル・シュレーバー自身の回想録[18][19]によって世に知られ、フロイト[6]がパラノイア（妄想性痴呆）症例として論述し、ラカン[13]が「精神病」の中でテクストとして採り上げた症例である。この症例は最終的に「神の女になる」という女性化妄想が明確に認められるが、小出[11]によればその病相は3期に分けられ、第1期は女性化というテーマがまだみられない急性精神病状態、第2期は「肉体を娼婦に陥そうとする計画」という性的迫害妄想の結晶化であり、第3期はその計画の首謀者が「神」

であり「神の女になって、シュレーバー人類を生む」という誇大妄想が成立する時期である。

この第2期に「私の魂はその人物（最初に世話になったフレヒジッヒ博士のこと）（括弧内筆者）に渡されてしまうが、私の肉体の方は女性の肉体に転換される。そうなった晩には私の肉体はその人物の性的悪用のままに委ねられ、それが済むとただ〈放りっぱなし〉にされ、腐敗するままに棄ておかれる」という脱男性化妄想が構築されるわけだが、筆者が本稿との関連で注目したいのは、第2期の前ぶれともいうべき「私の人生に重要な区切りをつけるさらなる神経崩壊」のエピソードの中の一文である。それは「特に私の精神的崩壊に決定的な打撃が与えられたのは、私が一晩に異常な回数（たぶん5、6回）の遺精をした晩だった」《Entscheidend für meinen geistigen Zusammenbruch war namentlich eine Nacht‚ in welcher ich eine ganz ungewöhnliche Anzahl von Pollutionen(wohl ein halbes Dutzend) in dieser einen Nacht hatte.》という記述である。そしてこの時から「超感覚的な諸力との交信の兆候」、「とりわけフレヒジッヒ博士との神経接続の兆候」が現れ始めたとしている。

フロイト(6)はこの「遺精」（Pollution）に着目し、それを「無意識に活動していた同性愛的な空想に刺激された」ものと推定し、同性愛的衝動興奮の爆発が基本的役割を演じているという見解の正しさの根拠としている。確かにシュレーバーは第1期以前に「女になって性交されたらどんなにすばらしいだろう」という考えが浮かびそれを振り払ったことがあり、また第3期には女性化妄想に至るという経過からすれば、フロイトがこの「遺精」を同性愛的性欲と結びつける解釈も一理ある。

がしかし、シュレーバー自身はここでは同性愛的空想について何も記していない。あれほど綿密に回想録を書き上げ、人生の重大な区切り、決定的な打撃としての「異常な回数の遺精」を体験した割には、このくだりは実にあっさりと一文で回想され、次に「神経接続の兆候」についての記述が唐突に続いている。このことは、シュレーバーのここでの「遺精」体験が、本稿におけるK男の体験した「突発性射精」のような、自己の情欲の操作性を逸脱した、説明のつかない非性的な現象としての「射精体験」であったことを示しているのではないか。当時のシュレーバーが「極度に衰弱した状態」であり、抱水クロラールからもっと弱い睡眠薬を使うと、そのたびに「すぐさま不安の発作が再発」する状態であったことからも、この「遺精」自体は同性愛的衝動興奮とは別の、強度の不安、緊張下で不意打ち的に起こった生理的現象であったと考える方が自然ではないか。だからこそそこに、自己身体のものとしては請け負い難い体験としての現実と、妄想的他性が連結する余地が生じ、「神経接続」が完遂されたのである。そしてそこにフレヒジッヒ博士との関係に象徴される異常意味が付与され、シュレーバー症例に特徴的な女性化妄想へと妄想構築されていったのだと筆者は考える。

ところでラカン(13)は「女性化への推力」を精神病の構造的現象と捉え、小出(11)はシュレーバー症例こそ統合失調症という事態に本質的な「女性化」のみられた例として考察している。しかし小出自身も記しているように、たとえ男性患者に統合失調症体験の持つ受動性や性的迫害（妄想）があったとしても、それが「女性化」として表現される場合は臨床上まれである。本症例にも「女性化」は（今のところ）認められていない。

確かにK男はかつて母親に「パイプカットしたい」と相談したことがあり、また筆者にも勃起させない薬はないかと尋ねたことがある。しかしそれは「射精恐怖」における性器領域への被影響体験から免れようとする本人の苦肉の策に過ぎず、脱男性化の意志などではない。この「パイプカット」の話については、後日K男が「生殖としての機能は失ってしまうでしょうけど、別に男性であることには今までと何ら変わりはないですから。それより今の僕には、この『射精恐怖』の苦しみから解放されることの方がずっと大事です」と語ったが、この陳述をK男の素直な心情の吐露とすることに異論はないであろう。

ただし筆者はこのK男の陳述に、深い情愛のパートナーとなり、子供を授かる配偶者ともなり得る、女性という存在についての概念の希薄さを感じた。それは前述したように、サリヴァン[20]の理論をもとに考察した、K男の対人発達段階の未熟さと符合してくる。つまりK男は、ここにおいてもまだ「異性愛的選好」の段階には至っていないのである。したがってK男は自らを男性と呼ぶにしても、その対概念たる女性の統合されたイメージを未だ持ち得ていないのではないか。その場合、たとえ病的体験が受動的で迫害的なものであったにしても、その体験実感を「女性化」と妄想付けるに足るだけの、まとまりのある女性像を描くことは不可能なのである。この点が、多くの男性統合失調症に「女性化」がみられない謎に対するヒントであり、また結婚も果たしたが子宝には恵まれず、「神の女になって、シュレーバー人類を生む」と語り得たシュレーバーとの大きな相違点だと筆者は考える。

V　おわりに

本稿においては、「射精恐怖」と自らが表現する病的体験に長年悩み続けてきた男性統合失調症の一例を呈示し、筆者なりの精神病理的考察を展開した。性器領域におけるセネストパチーは臨床上まれならず認められるわけだが、男性の場合、本稿にみられたような「突発性射精」が何らかの形で関連している症例は、意外に少なくないのではないだろうか。

そしてこの「射精体験」が、当人のそれまで抱いていた性的なものとしての射精概念からははるかに逸脱した、非性的な了解し難い現実体験であり、自己性の危機をかろうじてとどめていた自慰の能動性をも打ち砕くものであった場合、そこに統合失調症における他性が自己身体（特に性器領域）に収斂される形で、被影響的な異常意味を発現させる契機が生じるのではないかと筆者は考えた。また他性からの長年の侵襲が、具体的他者への襲撃計画という顛末に至った背景を考えた場合、思春期〜青年期における対人関係の齟齬が、いかに本症例に暗い影を投げかけていたかが改めて痛感された。

最後にシュレーバー症例に触れたのは、回想録中の「遺精」についてもさることながら、シュレーバーの妄想がフレヒジッヒ博士との関係を中心に展開していることであり、それは本症例における同性間の2者関係とその後の病状の展開を考える上でも極めて参考になったからである。1903年に刊行された古典的なシュレーバー症例は、今もって筆者にも洞察の鍵を与えてくれるのである。

文献

(1) American Psychiatric Association: Diagnostic and statistical manual of mental disorders, 4th ed. text revision. American Psychiatric Association, Washington, D. C., 2000.（高橋三郎、大野裕、染矢俊幸訳『精神疾患の診断・統計マニュアル』医学書院、東京、2002）

(2) Blos, P.: Son and Father: Before and Beyond the Oedipus Complex. New York, 1985.（児玉憲典訳『息子と父親 エディプス・コンプレックス論をこえて—青年期臨床の精神分析理論』誠信書房、東京、1990）

(3) Blos, P.: On Adolescence: A Psychoanalytic Interpretation. Free Press, New York, 1962.

(4) Conrad, K.: Die beginnende Schizophrenie–Versuch einer Gestaltanalyse des Wahns. G. Thieme Verlag, Stuttgart, 1966.（第2版）（山口直彦、安克昌、中井久夫訳『分裂病のはじまり—妄想のゲシュタルト分析の試み』岩崎学術出版社、東京、1994）

(5) Freud, S.: Drei Abhandlungen zur Sexualtheorie. 1905.（懸田克躬、吉田博次訳『性欲論三篇』フロイト著作集5、人文書院、京都、1969）

(6) Freud, S.: Psychoanalytische Bemerkungen uber einen autobiographisch beschriebenen Fall von Paranoia (Dementia Paranoides). 1911.（小此木啓吾訳『自伝的に記述されたパラノイア（妄想性痴呆）の一症例に関する精神分析的考察』フロイト著作集9、人文書院、京都、1983）

(7) 笠原嘉「内因性精神病の発病に直接前駆する『心的要因』について」『精神医学』9、403–412頁、1967

(8) 笠原嘉「精神医学における人間学の方法」『精神医学』10、5–15頁、1968

(9) 菊池慎一「治療技法としてのカルテ記載について」『精神科治療学』19、789–792頁、2004（本書所収）

(10) Kinsey, A. C. et al.: Sexual Behavior in the Human Male. Saunders, Philadelphia, 1948.

(11) 小出浩之「分裂病と女性化」『精神科治療学』15、925–930頁、2000

(12) 小宮山実「セネストパチー」木村敏、松下正明、岸本英爾編『精神分裂病—基礎と臨床—』朝倉書店、東京、424–430頁、1990

(13) Lacan, J.: Le Séminaire livre Ⅲ. Les Psychoses, Seuil, Paris, 1975.（小出浩之、鈴木國文、川津芳照他訳『精神病』（上・下）、岩波書店、東京、1987）

(14) Micheal, A. and Ramana, R.: Nefazodone-induced spontaneous ejaculation. Br. J. Psychiatry, 169; 672-673, 1996.

(15) Mossman, S., Kapoor, R. and Fowler, C. J.: Spontaneous ejaculation secondary to spinal cord disease. J. Neurol. Neurosurg. Psychiatry, 57; 505-506, 1994.

(16) Nair, K. R. and Pillai, P. G.: Trunkal myoclonous with spontaneous priapism and seminal ejaculation in Wilson's Disease. J. Neurol. Neurosurg. Psychiatry, 53; 174, 1990.

(17) Redmond, D. E., Kosten, T. R. and Reiser, M. F.: Spontaneous ejaculation associated with anxiety. Am. J. Psychiatry, 140; 1163-1166, 1983.

(18) Schreber, D. P.: Denkwürdigkeiten eines Nervenkranken. Oswald Mutze, Leipzig, 1903.（渡辺哲夫訳『ある神経病者の回想録』筑摩書房、東京、１９９０）

(19) Schreber, D. P.: Denkwürdigkeiten eines Nervenkranken. Oswald Mutze, Leipzig, 1903.（尾川浩、金関猛訳／石澤誠一解題『シュレーバー回想録　ある神経病者の手記』平凡社、東京、２００２

(20) Sullivan, H. S.: The Interpersonal Theory of Psychiatry. W. W. Norton & Company, Inc., New York, 1953.（中井久夫、宮崎隆吉、高木敬三他訳『精神医学は対人関係論である』みすず書房、東京、１９９０）

(21) 高尾哲也、佐々木恵美、鈴木利人他「突発性射精の一例」『精神医学』43、1361―1363頁、２００１

(22) 安永浩「症状」『現代精神医学大系10Ａ１　精神分裂病Ⅰａ』中山書店、東京、131―178頁、１９８２

(23) 吉松和哉「精神分裂病と身体体験―異常体感を中心に―」村上靖彦編『分裂病の精神病理12』、東京大学出版会、東京、161―188頁、１９８６

（『臨床精神病理』第26巻第1号、31―47頁、２００５）

被害妄想を呈したジル・ドゥ・ラ・トゥレット症候群の一例
――症状の変遷についての精神病理的一考察――

Ⅰ　はじめに

ジル・ドゥ・ラ・トゥレット症候群（Gilles de la Tourette Syndrome：ＧＴＳ）は、１８２５年爆発性の発語を伴う多発性チックからなる疾患としてイタールが初めて記載し、１８８５年、ジル・ドゥ・ラ・トゥレット(3)が一症候群として区分して以来多くの報告や研究がなされてきている。その病因についても器質論、心因論、両者の混合論といった諸説が展開され、近年、家族(4)(7)(9)(11)(12)研究や脳波学的検討(8)(15)(16)から生物学的要因の関与を示唆するものや、臨床薬理学的、生化学的研究(10)(17)(18)により、中枢神経系神経伝達物質の障害（特にＤＡ仮説）があるとする報告も増えている。ＤＳＭ-Ⅲ-Ｒ(1)では、ＧＴＳはチック障害に含まれ、トゥレット障害として定義づけられているが（ＤＳＭ-Ⅳでも同様）、精神的汚言症、強迫観念、強迫行為といった臨床症状は関連病像として記載されているにとどまり、その診断基準にはあげられていない。しかしＧＴＳ患者が成人に達してなお運動性チック、音声チック、汚言に加え、強迫観念、強迫行為を慢性的に持ち続け、それらの遷延化に加えて、今回提示する症例のように、被害関係妄想から他者へと向けられた問題行動へと発展した場合、その精神病理性についての洞察は、ＧＴＳを呈した『その人』のこれからをみつめていく上で避けて通れない、否、臨床的には最も重要な骨子のひとつとなるものと考えられる。以下にその症例を呈示し、症状の変遷についての精神病理的考察を加えていきたい。

Ⅱ　症　例

【症例】 35歳、男性

【家族歴および生育史】

両親はいとこ結婚。父方の又従兄弟に統合失調症（妄想型）者が1名いる。父親は元軍人（のち検察事務官）で無口、頑固、厳格、スパルタ的であるが、一方で酒客傾向が強く、酩酊すると独善的に暴言を吐く、ということもしばしばあったという。母親はそんな主人の一挙一動に、おろおろとしながら従う、控え目でいくぶん自己不確実な面を持つ女性であった。患者はそのような両親の元、同胞3人の長男として満期安産にて出生。養育は、同居している父方祖母が中心で、スパルタ的に厳しく接する父親の盾になり、患者を溺愛し、過保護に育てた。そのため幼少時は常に祖母の傍にいて、母親の存在は影の薄いものであったという。

【現病歴】

幼少時は気の小さい引っ込み思案な子供だった。5歳の時、父親に強要されてピアノを習いに初めて塾に行った頃から吃音および瞬目様チックが始まった。小学校在学中も吃音と瞬目様チックはずっと認められていたが、学業成績は上位であった。しかし小学校6年生の時、教師に〝君は少し頭がアホウじゃないか〟と叱られて以来、会話中に、話の流れとは無関係に「アホウ」とか「バカヤロウ」といった言葉が挿間されるようになった。またこの頃、テレビを見ていて印象に残った言葉を鸚鵡返しに復唱する、といった反響言語が時に認められたが、特に家族が気に留めるほどのものではなく、中学は市内の進学校に進んだ。中学2年の頃より上記汚言は頻回となり、中学3年になると瞬目様チックは若干減少したが、不随意、反復的に両肩をピクピクと動かす動作や、首を左右に激しく振る運動性チックが出現し始めた。また、中学3年の終わり頃、父親が洗面時に唾を吐くのを目撃してからは、しばしば唾を吐いたり、咳を切るような「フフン、フフフン」という音声を発するようになった。吃音も強くなり、学業成績は低下した。中学卒業時、父親の転勤があり、また志望していた高校へは入学できなかったので、父親の転勤先の高校に入学したが、この頃から授業中突然大声で「シネ」「ダマットレ」「ウルサイ」「ヤカマシイ」と頻回に言うようになった。このため入学後1カ月で休学となり、T大精神科受診、Tic de Gilles de la Tourette の診断を受けた。外来治療により汚言はやや減少していたが、父親が医療に対し非協力的なため、間もなく外来治療は中断となり、医療的には放置された状態となった。患者は両親の元で生活したり、故郷の祖母宅に泊まったりしながら、高校へは復学できず、安定した生活の場を見出せない毎日を送っていた。

16歳（X－18年）春頃から「手にバイキンが付いている」と何回も手を洗うようになり、同年夏には、風呂場にナメクジがいたのを見て、それに向かって唾を吐いたのを境に、唾吐きは極めて顕著になり、音声チックも頻回になった。また「便所は自分以外の者の汚物が便器に付いていて汚い」という観念を強く抱いて、便所以外の自宅の周囲に排便したり、玄関などへも放尿するようになり、夜間にも大声の汚言が目立ち、近所迷惑になるため、同年11月30日、当院初診、翌年1月入院となった。薬物治療で、入院後間もなく吃音がかなり軽快し、反響言語はほとんどみられず、汚言も入院当初ほど目立たなくなったが、起床時から就寝まで断続的に部屋中に唾を吐いたり、音声チックを連発し、便所以外でも大小便をする行為が目立ち、病棟の日課も満足に行えず、入院後約1年4カ月は主として保護室で経過。唾吐きについては「汚いものが自分の体に入るから」と答え、大小便を便器以外ですることについては「（他人の吐いた）唾で汚れているから。便が付いていて汚いから」などと答えていた。しかし、その後徐々に汚言や手洗い強迫は目立たなくなり、唾は洗面所か窓の外へ吐く、小便は風呂場でする、といった具合にいくぶんその行動の場が限定され、情動面にも落ち着きが認められるようになり、X－16年5月から大部屋で他の患者との共同生活になんとか適応できるようになった。翌年には年に5回、その次の年以降は月に1回程度の外泊も可能になったが、大小便を便器以外でする傾向や、唾吐き、瞬目様チック、音声チック、吃音、時にみられる汚言などは残遺したまま、X－11年3月19日（23歳時）退院となった。

なお入院中は生活療法、支持的精神療法に加えて種々の薬物およびその併用が試みられたが、ハロペリドールが最も効果があったように思われた。退院後外来には約半年通ったが、経済的理由と父親の薬物に対する曲解のため、外来は中断し、以後X年8月までの約12年間、医療的には放置されたままだった。退院直後のX－11年4月より市内の定時制高校に再入学し、汚言などを厳しく注意されながらも、3年間で同高校をなんとか卒業したが、その後今回入院に至るまでの約8年間は全く就労せず、ほとんど自宅で閉居がちで、家族（父親、母親、祖母）以外の対人交流に乏しいまま、絵画や読書、音楽鑑賞の毎日を過ごしていた。定時制高校卒業後の約3年は、日常生活の些細なことを口うるさく叱責する父親に憤怒し、器物を破損したり、直接暴力行為に及ぶことが幾度もあり、その攻撃性が母親にも向けられ、「何でボクを生んだんだ！」と切迫した態度で言い寄ることもあった。しかしそういった両親に対する反抗的な気持ちは次第に氷解していき、同居生活を続けていくに従い、「お父さんも家族の一員だということが分かってきた」と言う。吃音、運動性チック、音声チック、汚言、唾吐きも徐々に減少した。大小便もトイレに行くようになったが、その際必ずズボンを脱ぎ下半身裸になってからトイレに入る、という行為が認められるようになった。またX－2年春（32歳時）頃より、隣家の住人に被害的な関係妄想を強く抱くようになり、隣家の子供を追い回したり、勝手に侵入し大声で怒鳴る、といった行為が時折みられるようになった。最近、「自分のことを病気だと思ってばかにしている。殺してやる」と自宅にあった軍刀を振り回し、隣家に押し入ったため、保健所からの強い要請もあり、X年9月3日当院に入院した。

【入院時所見】

長身、筋肉質、闘士型体型を示す。身体的には上半身に広範囲の癜風を認めるほかは、神経学的検査、生化、血液、尿一般、ＥＥＧ、ＣＴではいずれも特筆すべき異常所見は認められなかった。

【精神所見】

初対面の挨拶を終えるや、堰を切ったように主治医の氏名、年齢、出身大学、出身地、兄弟の有無等を次々に尋ね始め、主治医の白衣の胸ポケットに差しているボールペンを不意にとろうとしたり、机上にある手帳の内容を探ろうとしたり、ネクタイが曲がっているのを指摘したかと思えば主治医のかけている眼鏡のメーカーについて尋ねるといった具合に、非常に切迫した、心的距離の近い、強迫的とも表現しうる接触を求める。吃音や瞬目様チックは比較的軽度で、会話の途中「フフン、フフフン」を4回繰り返す音声チックが時に挿間され、「こういう症状もあるんです」と述べるなど新しい対人関係における本人なりの試みが随所に認められたが、それがあまりにも一方的、強要的で、なかなか思うような問診がとれない状況であった。

後日、隣家の子供を追い回したり、隣家に押し入り父親所有の軍刀を振り回したことについて尋ねると、「自分はこういう病気なので隣の人も迷惑がっていたと思います。最初は嫌がられているような、無視されているような感じだったんですが、そのうち自分のことをばかにしている、軽蔑していることが分かってきたんです。そしたらだんだん許せないような気持ちになってきて、〝バカヤロウ、殺してやる〟って、そのことばかり考えるようになって……」と答えた。唾吐きについては「自分の唾が体の中に入るのが不潔な気がするから」で、そのため、会話中にも唾を飲み込まないよう口腔内に溜めているのだと言う。下半身裸になり大小便に行くことについては「そうしないと出し切った気がしない。ズボンをはいたままトイレに行くと何かまだ残っている気がする」と答え、糞・尿については、「自分以外の汚いもので、それが体内に残っていると思うと、どうしようもなく出し切らないと気が済まなくなる」と語った。以前顕著であった手洗い強迫については、いくぶん時間をかけての洗手ではあるものの、そのこと自体に切迫性はなく、洗手後に必ず手掌にすくった水を蛇口にかけて洗う程度であった。

以上をまとめると、独特の近接した対人接触、吃音、瞬目様チック、音声チック、汚言、唾吐き、大小便時の強迫症状、被害関係妄想が認められたが、考想化声、幻聴、させられ・被影響体験、考想伝播といったシュナイダーの一級症状はなく、またてんかん発作、アルコール関連障害、感情障害としての基底気分の明らかな病相などは認められなかった。

【入院後経過】

開放病棟6人部屋に入院。薬物は塩酸チアプリド300mgを投与した。入院後1週間程度で吃音、瞬目様チック、汚言はほぼ消失し、被害妄想を抱くこともなくなったが、上記強迫的行為は不変で、他患や職員に大声で執拗に話しかけたり、他患の持ち物でほしくなったものがあると勝手に盗んでは平然と使用していたりするため、他患からの苦情も次第に増え、1人部屋へ移室となった。しかし入院1カ月後頃より落ち着いた穏やかな病棟生活を送れるようになり、睡眠も良好で、便所にも普通にズボンをはいたまま行くようになったが、吃音のみが再び顕著に認められるようになった。今後は徐々に作業療法やデイ・ケアへと導入し、退院後の足掛かりへとつなげていく方針であるが、現在は経過観察中である。

Ⅲ　考　察

(1)　現在に至るまでの症状の変遷について

前述した長期に及ぶ臨床経過を模式化して図に呈示した。概観すると、

Ａ　吃音、比較的単純な運動性チックの時期。

Ｂ　多発性運動チック・音声チック・汚言の時期。

Ｃ　汚言内容の発展と強迫的行為主体の時期。

Ｄ　以上の慢性化と両親への直接的攻撃傾向。

Ｅ　Ａ～Ｃの残遺と被害的な関係妄想の出没。

以上、Ａ～Ｅの推移が示唆され、Ｃまでについては強迫症状とＧＴＳの関連性を示唆する幾多の報告[2][13][14]に準ずるものである。しかしながら本症例は、26歳で定時制高校卒業後約3年間にわたる両親への直接的攻撃行動が顕著であり、2年間の小康状態を経て32歳時より隣家の住人に対する

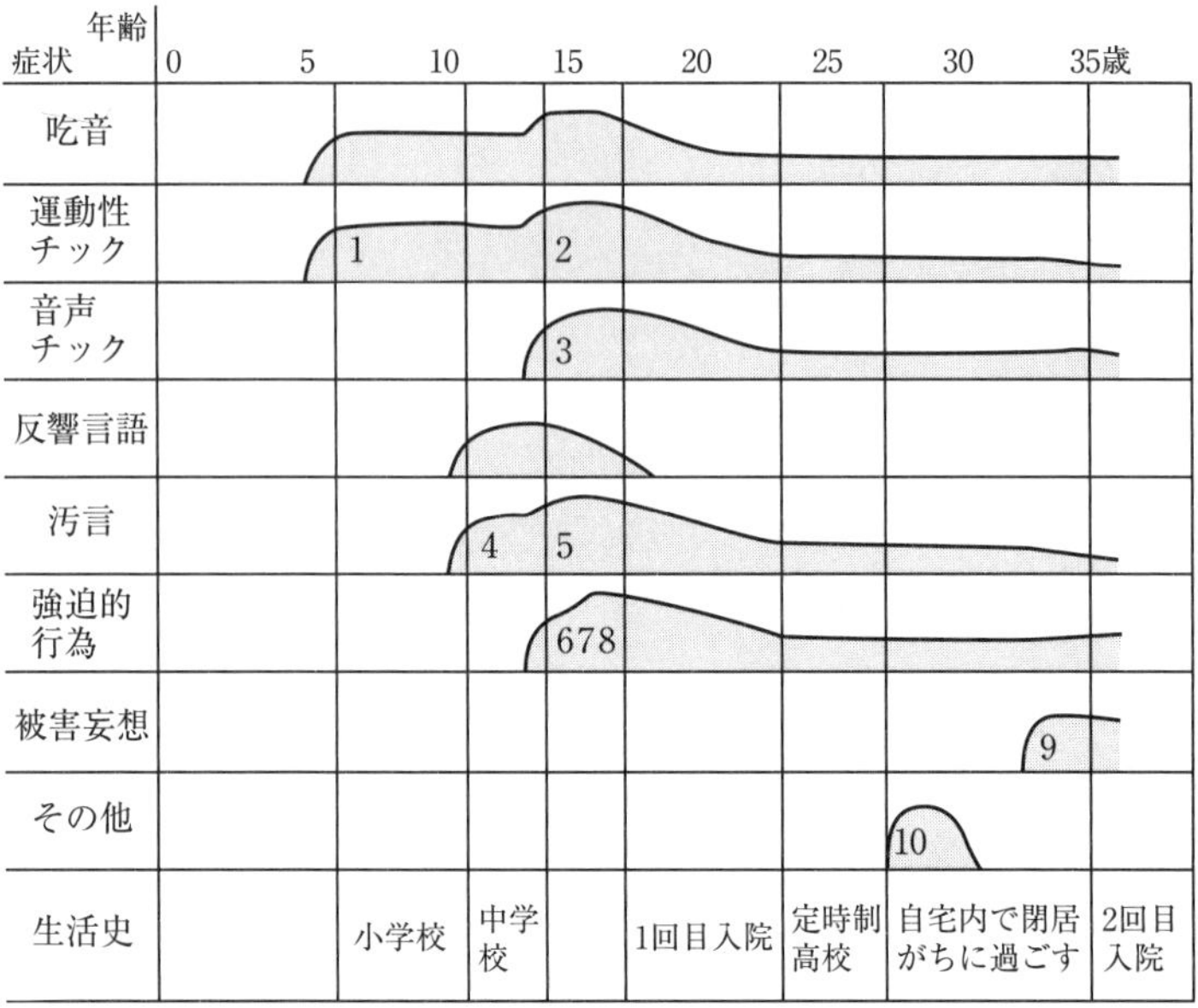

(グラフ内の数字について)

1. 瞬目様チック
2. 両肩をピクピクさせる。首を左右に振る。
3. 「フフン、フフフン」と咳を切る音声
4. 「アホウ」「バカヤロウ」
5. 「シネ」「ダマットレ」「ウルサイ」
6. 唾吐き
7. 手洗い強迫
8. 便所以外で排便、放尿
9. 隣家の住人がばかにしている
10. 両親への直接的攻撃傾向

図　臨床経過の概略

被害関係妄想を入院までの約2年半持ち続けるに至った。この過程については、どのような解釈がなされえるであろうか。こうした点を中心に考察を加えてみたい。

(2)　両親への直接的攻撃傾向について

患者が両親（特に父親）に対し初めて直接的な反抗を呈し、時に暴力に及ぶようになったのは、X－8年春定時制高校を卒業後しばらく経ってからである。それ以前は自己にまつわる吃音やチック症状、汚言等のために「それどころではなかった」と述懐している。定時制高校在学中も「授業中（汚言で）迷惑をかけないようにするにはどうしたらよいだろう」とそのことばかり気になっていたという。しかし、学校という対人交流を余儀なくされる生活共同体の中で汚言などを持つ自己の存在の場を探触し、またそのことへの志向性に集束されていた患者の意識は、卒業後再び過去の不均衡な家族内図式（スパルタ的な父親―自己不確実な母親―過保護な祖母）の中に引き戻された状況下で、『逃げ場』を失った患者は強迫的行為を繰り返しながらも、絵画・芸術や音楽鑑賞、読書にふける閉居がちな生活を送るようになる。厳格で口やかましく、煙草や部屋の片づけなどを細かく注意する〝法の番人〟（当時父親の勤め先は検察庁であった）である父親をうっとうしく思い、吃音やチック、汚言といった症状のため近所迷惑だということで外出も規制されるような自己の病気を悲観し、「なぜ生んだんだ」と母親に迫るようになった患者の心性は、遅ればせながら到来したIdentity Crisisと言えるように思われる。自我同一性の確立の過程において、それまでは直視されるに至らなかった（あるいは封じ込められていた）強大な父親の影、稀薄な母子関係の中で母性としてのroleを全うしえていない母親の存在理由に対する問い、外界へ開かれつつある人格の成熟に歯止めをかけるような激しい強迫症状への固着、そういったcomplexの防衛機制としての両親への反抗、父親への暴力、といった陽性行動化が行われたものと考えられる。

興味深いことに、両親へのこういった攻撃的傾向が消失していったのはX－8年定時制高校卒業後3年を経過した頃であるが、これに時期を同じくして、父親は検察庁を退職し、自宅にいて隠居生活を始めるようになる。〝法の番人〟を降り、今までの社会的役割を終了した父親像と対面した患者は、「お父さんも家族の一員だということが分かってきた」と言う。強大な影の本体が解明されていくにつれ、ひとつの葛藤状況が氷解していくエピソードと言えないであろうか。

(3) 隣家の住人への被害関係妄想について

患者が、隣家の住人に対して「ばかにされている。軽蔑されている」といった妄想的確信を持ち始めたのはDが消退してから約3年を経た、X－2年春頃から入院までの約2年半である。外出はほとんどせず、閉居がちに暮らす患者は、隣の庭で無邪気に遊ぶ子供や自宅の前で会う母親などに対し、当初自己の持つ吃音、チック症状や汚言のことで「迷惑をかけていないか、嫌がられていないか」という自責的・退避的観念を持つようになったという。そのうち、子供の笑い声やその親の表情から「自分がばかにされているんじゃないか、軽蔑されているんじゃないか」といった敏感性の関係念慮を強く抱くようになり、ついには妄想的確信に至って子供を追い回す、隣家に侵入し暴言を吐く、軍刀を振り回す、といった行動に発展した。

このような被害関係妄想は種々の精神科疾患にしばしばみられる現象であるが、この症例におけるそれは次のような特徴を持っている。すなわち、

①　その妄想対象が隣家の住人家族に限定され、それ以上の不特定他者への発展がみられないこと。

②　その妄想内容についての体系的構築化はなされておらず、「自分がばかにされている、軽蔑されている」以上に進展していないこと。

③　妄想を持つ患者の自己は、それ自体としては実体性を欠くものではなく、妄想的他者の自己への侵入・占有、「自己の他者化」といった統合失調症性自我障害をうかがわせるものがない。むしろその妄想は、他者の「意図」する方向への関心の延長線上にある、と言える。

村上[6]は、思春期妄想症と統合失調症を区別するに際し、自己⟷他者の意味関連相互における関係の違いについて述べ、統合失調症のそれが「相互乖離的、共存的である」のに対し、思春

期妄想症のそれは「相互接触的、背反的」であると言い、「統合失調症における妄想的意味関連はそれ自体において完結しており、直接—無媒介的に自覚されるものであり、他者は『他者』の出現にとって不可欠の契機ではない」と述べている。

本症例において、その妄想の対象となる他者は、自己の吃言、チック、汚言といった、他者にとって明らかに視覚的・聴覚的に気づかれる障害に日常的に触れる機会の多い隣人に限定されており、その妄想はそういった障害が他者に与える不快さの故に他者によって嫌悪、忌避されるといった念慮から発展した限定的な被害関係妄想と考えられ、そこには人称的—現実的な他者を必要としている。換言すれば他者依存的とも言え、その自己⟷他者関係は「相互接触的」である。また、自己（主体—自己、内面）が自我（対象—自己、外面）を通して他者に現れ、その自我が他者を介して自己自身に統合されるならば、本症例における自己は「病気のことでばかにされる、軽蔑される」自我として他者に対象化され、被害関係妄想といった形で表出された、自己自身への統合を拒否〜放棄された自己（「自我」）である。そこには無人称的—超越的「他者」の優位的操作性、占有性はみられず、具体的他者を排斥する形での自己と「自我」の非統合が繰り返されており、自己⟷他者の関係は「背反的」と言える。村上[(6)]は思春期妄想症概念の拡大の中で、その中核群に加え、統合失調症とは異なる疾病構造の共通項を持つものとして、自己拡散型、自己漏洩型、敏感関係妄想型妄想症をあげたが、本症例は敏感性が中心になっていることから、敏感関係妄想型に近似していると考えられた。

(4) 強迫症状についての再考

以上からD（両親への攻撃傾向）はIdentity Crisisとして、E（隣家の住人への被害妄想）は非統合失調症性のとりわけ敏感関係妄想に近いものとして解釈したが、ではなぜGTS患者の本症例がこのような症状を呈するに至ったのであろうか。そこで筆者は、DやEといった、着目されやすいものの背後で密かに変貌を遂げていったと考えられる強迫症状の推移について再考してみた。

a　唾・糞・尿などについて

唾・糞・尿は本来人の身体から産出されるものである。それは絶えず口腔内、大腸肛門、膀胱といった身体内部に所有されているものであり、「汚いもの」としての共通認識がある、としてよいであろう。したがって自己の身体に属しながら、排斥すべきものとしての相矛盾する二重性を帯びており、その統合体として自己の中に取り込まれているものである。しかしながら、本症例における現在の唾は「自分の体に入るのが不潔な汚い」ものとして、糞・尿は「自分以外の汚いもので、それが体内に残っていると、どうしようもなく出し切らないと気が済まなくなる」ものとして存在し、患者を強迫的行為へと駆り立てる。本来、所有―排斥の両面を備えたはずのそれらが、本症例では自分以外の汚物として一方的に排斥されようとする。糞・尿においては、ズボンまでも巻き込んで、同時に排斥されている。

こうした現象はいかなる構造を持っているかについて考察したい。唾吐きは中学3年の終わり頃、父親が洗面時に唾を吐くのを目撃したことに端を発し、16歳時、風呂場のナメクジに唾を吐いてからは頻回となり、「汚いものが自分の体に入るような気がするから」（1回目入院時）↓「自分の唾が体の中に入るのが不潔な気がするから」（今回）という推移をたどり、また、糞・尿の排泄に関しても、16歳時唾吐きが頻回となった同時期より「自分以外の者の汚物が便器に付いていて汚い」との便所以外の自宅周囲での排泄行為に始まり、「（他人の吐いた）唾で汚れているから。便が付いていて汚いから」との便器以外の排泄行為（1回目入院時）↓「（大小便は）自分以外の汚いもの」で「そうしないと出し切った気がしない」と下半身裸になって便所に行く行為（今回）へと変遷を遂げている。

両者で共通するものは、当初自己自身の唾や糞・尿それ自体が汚いのではなく、ナメクジや他人の便といった自己以外のものが汚かったのが、自己の身体から産出された唾・糞・尿、それ自体が自己以外の、排斥される対象として変貌を遂げていったことである。便宜上、自身の唾や糞・尿、それに質的にやや異なるが、自身の姿をイメージした時はいていることの多いズボン等を〈自己関連物〉、ナメクジや他人の便等を〈自己非関連物〉とするならば、〈自己非関連物〉に対する排斥的観念が、自己自身にとってより近接した〈自己関連物〉への排斥へと移行している、という概念が浮かび上がる。

これに対し、手洗い強迫は、ナメクジに唾を吐いて唾吐きが頻回となる少し前より始まり、「手にバイキンがついている」という強迫的観念に端を発するが、その切迫性がいつしか影を潜めてきたのは、患者にとってのバイキンがナメクジや他人の便と同様〈自己非関連物〉であったとするなら、排斥すべきものが〈自己関連物〉に移行した現在、確かにさして気にされることのないものになったからかもしれない。

b　独特の近接した対人接触について

今回入院時に認められた、対人関係場面における特徴としてあげられることは、前述したように、まとわりつくような、心的距離の近い、強迫的とも表現しうる接触の仕方であった。そこには穿鑿癖、確認癖とでも言えるほどの強迫現象の一形態[5]が存在し、職員や他患を含めた、他者への侵入的（intrusive）な試みが繰り返された。その一方で、他者の持ち物でほしくなったものがあると、勝手に盗んでは平然と使い、ケロリとしているなど罪業感、相手への配慮というものが欠如している。あたかも対人関係における〈自己関連他者〉と〈自己非関連他者〉との間に明瞭

表　症状の変遷について

A、B　より身体帰属的な、無意識的表出	吃音・運動性チック・音声チック 反響言語、汚言
C_1　〈自己非関連物〉に対する排斥・否定	手洗い強迫 初期の唾吐き 便所以外への排便排尿
C_2　〈自己関連物〉〈自己関連他者〉に対する排斥・否定	自分の唾・糞・尿自体が汚い 対人関係場面における強迫
	D　Identity Crisis （両親への攻撃的傾向）
E　否定的（対象―自己）「自我」＝具体的な妄想他者に対する排斥・否定・敏感関係妄想	隣家の住人がばかにしてる

な断絶があり、〈自己関連他者〉に対しては強迫的であるが、〈自己非関連他者〉においては無関心であるがごときである。こういった対人関係場面における特徴は、少なくとも定時制高校在学中には認められておらず、対他者に対し直接的なアプローチを示し始めたのがDの時期以降であることからすれば、患者にとっての肉親が、定時制高校卒後初めて〈自己関連他者〉として意識され、それを否定・排斥する形での暴言、暴力となって表出された後、もはや〈自己関連他者〉でなくなった肉親の存在は影を潜め、しばらくの準備段階を経て、実は自己により近接した否定的「自我」、すなわち具体的な〈妄想的他者〉への排斥・否定へと発展していった、と考えられる。Dの消失はひとつの葛藤状況の氷解と言えるが、他面からみれば、それは排斥・否定対象の、〈自己関連他者〉→〈妄想的他者〉への変遷の予兆にすぎなかったのである。

Ⅳ　おわりに

本症例における症状の変遷をまとめると、表のように模式化することができる。結局のところ、本症例は、人格の発達過程に伴い、意識されることのなかった対象なき排斥・否定的表出が、自己にとってより遠くにある、しかし、かかわりやすい〈自己非関連物〉へのそれにとって代わり、その限局化され自己にとっては安定していた防衛機制が、思春期~前青年期を迎えて破綻し、自己により近い〈自己関連物〉や〈自己関連他者〉、さらには「自我」の排斥・否定（すなわち敏感関係妄想）へと発展していったＧＴＳの特異例であると考えられ、その発展の過程は自己からの排斥・否定対象の変遷として統一的にとらえられた。

近年、ＧＴＳと強迫症状やObsessive-Compulsive Disorder(1)との関連性が幾多の文献に報告され始めているが、被害妄想に発展したＧＴＳの報告は筆者の知りうる限りにおいてはほとんど知られていない。ＧＴＳあるいはトゥレット障害としての診断基準が明示され、その早期発見、早期薬物治療が浸透し、長期的な自然経過が認められ難くなった昨今、本症例のように23歳頃から35歳に至るまでの約12年間、医療的に全く放置されていた例は稀であり、そういった意味においても、今回の症例は、ＧＴＳの自然経過を再考する上で興味深い症例であると考えられた。

文献

(1) American Psychiatric Association: Diagnostic and Statistical Manual of Mental Disorders, 3rd ed. revised (DSM-Ⅲ-R). APA, Washington, DC, 1987.

(2) Comings, D. E. and Comings, B. G.: Tourette syndrome: Clinical and psychological aspects of 250 cases. Am. J. Hum. Genet., 37; 435-450, 1985.

(3) Gilles de la Tourette: Etude d'une affection nerveuse carecterisee par de l'incoordination motorite accompagnee d'echolalie et de coprolalie. Arch. Neurol., 9; 158-200, 1885.
(保崎秀夫、藤村尚宏訳『精神医学』20、1019–1028頁、1125–1135頁、1978)

(4) Kidd, K. K., Prusoff, B. A. and Cohen, D. J.: Familial pattern of Gilles de la Tourette syndrome. Arch. Gen. Psychiatry, 37; 1336-1339, 1980.

(5) 松本雅彦「境界例と強迫—強迫神経症者の長期経過観察から」吉松和哉編『分裂病の精神病理11』東京大学出版会、東京、199–224頁、1982

(6) 村上靖彦「自己と他者の病理学—思春期妄想症と分裂病」湯浅修一編『分裂病の精神病理7』東京大学出版会、東京、71–97頁、1978

(7) Nee, L. E., Caine, E. D., Polinsky, R. J. et al.: Gilles de la Tourette syndrome: Clinical and family study of 50 cases. Ann. Neurol., 7; 41-49, 1980.

(8) 野本文幸、山岡正規、都筑等「慢性多発性チック児の脳波」『小児の精神と神経』24、27–33頁、1984

(9) 野本文幸、八代るり子、高橋滋他「Gilles de la Tourette 症候群—10症例の臨床的研究」『精神医学』26、929—935頁、１９８４
(10) 野本文幸、町山幸輝「ジル・ドゥ・ラ・トゥーレット症候群に関する最近の臨床薬理学的および生化学的知見」『精神医学』27、746—759頁、１９８５
(11) 野本文幸「一卵性双生児にみられた不完全一致の Gilles de la Tourette 症候群」『精神医学』29、389—394頁、１９８７
(12) Pauls, D. L., Cohen, D. J., Heimbuch, R. et al.: Familial pattern and transmission of Gilles de la Tourette syndrome and multiple tics. Arch. Gen. Psychiatry, 38; 1091-1093, 1981.
(13) Pauls, D. L., Towbin, K. E., Leckman, J. F. et al.: Gilles de la Tourette's syndrome and obsessive compulsive disorder. Arch. Gen. Psychiatry, 43; 1180-1182, 1986.
(14) 斎藤幹郎「Gilles de la Tourette 症候群の精神医学的研究(1)—症状論的検討」『精神医学』30、35—43頁、１９８８
(15) 斎藤幹郎「Gilles de la Tourette 症候群の精神医学的研究(2)—器質的要因について」『精神医学』30、529—535頁、１９８８
(16) Shapiro, A. K., Shapiro, E. S., Bruun, R. D. et al.: Gilles de la Tourette Syndrome. Raven Press, New York, 1978.
(17) Shapiro, A. K., Shapiro, E. and Eisenkraft, G. J.: Treatment of Tourette disorder with pimozide. Am. J.

Psychiatry, 140; 1183-1186, 1983.
(18) Shapiro, A. K., Shapiro, E. et al.: Controlled study of haloperidol, pimozide, and placebo for the treatment of Gilles de la Tourette's syndrome. Arch. Gen. Psychiatry, 46; 722-730, 1989.

（『精神医学』第33巻第9号、953－960頁、1991）

精神病後抑うつとモーニングの過程

I はじめに

統合失調症における急性期からの寛解過程で、抑うつ的な時期がみられることはよく知られている。それは精神病後疲弊病相あるいは精神病後抑うつ[5][6]（postpsychotic depression; PPD）という、字義通り精神病後（postpsychotic）の一病態として疾病過程論の中で語られてきたものである。筆者も臨床経過の大筋からは、その抑うつを「精神病後抑うつ」と診断している。

ただ、筆者は実際の臨床場面でそうした症例に出会ううちに、その抑うつには統合失調症そのものの病理過程としてだけでは説明し尽くせないような症例個々の心理的背景、たとえば発病によって抱えていた「出立」主題が挫折したり、中断を余儀なくされたりすることに対する、諦め切れなさや未練を反映した抑うつが重畳していることもまれではないと感じるようになった。それは場合によってはpostpsychoticな時期以前の、psychoticな最中からすでに始まっている心理過程だと考えられる。

筆者がそのように感じた症例のひとつをまず以下に具体的に示し、後ほど筆者なりの考察を加えたい。なお、症例記述にあたっては、プライバシー保護の観点から若干の改変を施したことをあらかじめお断りしておく。

Ⅱ　症例呈示

【症例】
A子　（初診時）21歳、女性、統合失調症。

【生活史および現病歴】

A子は、代々農業を営む地主の家系のもと、2人姉妹の姉として生まれた。父親は会社員（農業と兼業）で、無口、内向的、油絵を趣味とし、母親は温和で社交的な性格である。父方の叔父が統合失調症で入院歴がある。幼少時の精神身体発育に特記事項はない。

A子は小学校の頃から読書好きで、早熟で物静かな優等生だった。初潮は小学4年生の時である。長身だが運動は苦手で、中学校は美術部、高校は吹奏楽部に所属しクラリネットを吹いていた。学業成績は常に最上位で、高校の時には雑誌に投稿した詩が幾度か入選するなど、才媛の誉れが高かった。だが交友関係には乏しく控え目で、リーダーシップを取るようなタイプではなかった。2歳下の妹は、A子とは反対に友人も多く運動が得意で、バレーボール部の主将を務めるなど明るい性格であり、姉妹仲は悪くなかった。〝父親似で勉強のできる姉、母親似でスポーツウーマンの妹〟というのが、母親の語る思春期の娘たちの大雑把な人物像である。

高校3年生の春、A子は「合奏で自分の音が合わなくなった、皆に迷惑をかける」と突然言い出し、クラブを急に退部したため周囲を驚かせることがあった。しかし、家族の見る限りでは彼女自身は淡々としているようであり、その後、「作家になる。大学で文学を学びたい」と明言してからは受験勉強に没頭し、現役で有名大学（文学部）に入学、単身下宿生活を始めた。A子は、毎日大学の講義以外は図書館に通い詰め、読書をした。サークルには所属せず、特におしゃれに気を使うでもなく、男性との交際にも無縁であった。単位修得は完璧であり、試験前にはA子の講義ノートのコピーが出回るほどであった。

ところが、大学3年の秋（X-1年9月）、図書館で1年先輩の男子学生B男に声を掛けられた時から歯車が狂い始めた。A子は彼を2年前から見知っており、実はいつしか密かに恋心を抱くようになっていた。しかし、豊富な読書量とは裏腹に、現実には今まで男性と交際をしたことは一度もなく、いつも仲間に囲まれて楽しそうなB男を遠目から見つめ、日記にその折々の想いを綴るのがA子にできる精一杯のことだった。しかし、そのB男本人がデートの誘いをしてきたのである。A子は初めて黒髪を栗色に染め、薄くアイシャドーを引いた。

勉学一筋だった学生生活の急展開に、動揺しながらも嬉々としてデートを重ねるうちに、その交際について、周囲が陰で噂をしていると感じるようになった。「今頃になって初めての男だなんて、馬鹿じゃないの」、「所詮はセックス好きの女だ」などと囁かれたり、通りすがりに「ああエロい、エロい」とわざと咳払いされたりした。交際の詳細がキャンパス中に知れわたっており、学生食堂の壁の張り紙に書かれた「学割料金」の表示も、安易にY男との肉体関係に溺れた自分への「当てつけ」のように実感された。

講義も手につかず、夜も眠れなくなり、そのうち下宿に引きこもるようになった。しかし、部屋で過ごしていても、その行動に逐一口を挟む声がしたり、布団に潜っていても、たとえば「朝ぼらけ……」という短歌を、「エロぼらけ……」というふうに替えて聞かされ続ける状態が続いた。下宿を訪ねたB男は、独語を繰り返し、泣いたり笑ったりと感情の不安定なA子の変貌に驚き、大学の保健管理センターにA子を連れて行った。X-1年11月、連絡を受けた家族はA子を実家へ連れ帰り、近くの心療内科に受診させた。そこで初発の統合失調症と診断され、リスペリドンを3mg投薬された。

しかし病状は改善せず、むしろ止めようとする家人を振り切って夜中に街を徘徊したり、奇声を発したりするようになった。自室の窓に大きなキャンバス（120号、父親の油絵用）を打ちつけ、そこに奇怪な抽象画を荒々しく描いたり、庭に穴を掘って、その中に大事にしていたぬいぐるみ（フランス人形、プードルなど）や携帯電話を埋めたりするなど、行動の奇異さが目立ってきた。

X年1月深夜、寝巻きの上にオーバーを着用し、大学の教科書を数冊入れたバックを抱え、雪のちらつく駅前に素足で立ち尽くしているA子を警察が保護し、翌朝、家族同伴で精神科病院初診となった。

【初診時所見】

色白で長身、目鼻立ちは整っているが表情は硬く、長髪は乱れている。化粧はしておらず、やや切れ長の目は充血し、過度の緊張と疲労、不眠が伝わってくるようである。時折、独語様に動かす口唇に鼻水が流れてきているが、それを拭おうともしない。右手には包帯が巻かれ、わずかに血が滲んでいる（両親が家から連れ出そうとして揉み合いとなり、ガラスの破片で手背を裂傷した）。

問診を始めようとすると、「こんなことしてられっか！　世界が破滅する。破滅、破滅。何よ、わかってるくせに！」と睨み返した。「多国籍軍。タ・コク・セキ・グン、タコ・クセー・セーキ・グン」、「宗教戦争、タイキョー戦争、チョーキョー戦争。そんなことしてないわよ、バカか！」、「八百万の神の集結！　ヤオヨロズ、エロヨロズ、エロエロ坊主……」などと叫びながら虚空を見つめ、荒々しく席を立とうとする。かと思えば、「やっかましい！」と机の上の電話器（もちろん鳴ってはいない）を素早く払い落とし、壁を蹴る。なだめる父親の手を跳ね返し、「あんたら、うざい！」と怒声を上げた後、クククッと笑ってから、上半身を小刻みに揺らした。その横で、母親は力なく泣き崩れた。

著しい幻覚妄想の最中にあり、世界没落体験、滅裂思考、音連合ないし新作言語を認め、病識欠如、不穏興奮状態のため即日入院となった。薬物療法として、1日にリスペリドンを6mg、クロルプロマジンを75mg、ビペリデンを3mgと、就寝前薬の投与を開始した。

【入院後経過】

観察室にベッドが用意されたA子だが、そこではほとんど休もうとせず、窓の外に向かって何かを凝視したり、デイルームを歩き回り、急にしゃがみ込んで耳を塞いだりした。椅子に座っている他患者をいきなり突き飛ばしたり、大声で怒鳴ったりするため、もめることもあった。夜間は内服薬に加え、ハロペリドールを5mg筋注した。

問診では、「まさに今、戦争が勃発しており、このままでは世界が滅亡する」というような切迫した陳述が中心を占め、その陳述に絡むように「エロ（ス）」、「性器」といった性愛的な言葉が端々にみられた。だが、そういった言動の狭間に「大学に戻りたい」、「彼氏に連絡したい」という現実的な希望や要求が、ふっと入り込むかのように挿間されていた。筆者は、A子の病的体験や妄想的陳述をできるだけ傾聴した後で、「大学」と「彼氏」という現実的な2点について、再び談話の俎上《そじょう》に乗せてみた。

まず筆者は、大学の件について〈一旦調子を整えてから考えていこう〉といったありきたりな話をしたがまったく通じず、逆にA子は「調子はどこも悪くない！」と態度を硬化させた。しかし、〈その戦争が落ち着かんとなあ……〉という筆者の呟きにはわずかに頷き、こちらに瞳を向けた。そこで筆者は、彼女の〈戦争〉の文脈からは逸れないように、しかし〈戦争〉の内容には深く足を突っ込み過ぎないようにしながら、〈大変な事態だから、慎重に行かんと〉と、やや断定的な口調で答えた。すると、A子は長髪をかき上げて足を組み直し、すっとんきょうな裏声で、「耐えがたきを耐えー、忍びがたきを忍びー」と叫び、しばらく空笑した。そして、ここは安全か、スパイは侵入していないか、大学は被爆されていないか、といった質問を矢継ぎ早にしてきた。筆者は、〈ここは安全だし、大学も大丈夫です〉と短く答えた。

彼氏への連絡については、筆者は〈基本的には通信は自由〉であることを述べた上で、〈今の状態で電話しても、いい按配の話にならんのやないかなァ〉と、筆者なりのアドバイスを述べた。A子はしばらく沈黙した後、「ここにいることだけでも……」と小声で答えた。その口調は、「エロ(ス)」、「性器」などと開けっ広げに表現するA子の、奇矯でひねくれたような語りとはかけ離れた、か細くストレートな心の吐露に思えた。

〃か細くストレートな〃という印象は、もちろん筆者の主観に過ぎない。だがこの時筆者は考えた。——A子にとって初めてのこの恋愛は、儚くも統合失調症の急性期におけるトレマ(Trema)の舞台となり、そこから異常な意味が顕現してしまったのだ。だから、そういう舞台から一旦退却させるのが主治医たる筆者の取るべき役割ではないのか。だが一方で、A子の初恋は彼女の人生に到来した記念碑的でかけがえのない舞台に相違ない。それはA子の舞台だ。恋の顛末がどうなるにせよ、だ。——結局、筆者は考えあぐねた末に、〈楽しい会話になるといいな〉と答えた。

その後A子は、徐々に夜間睡眠がとれるようになり、食欲もみられ始めた。しかし、世界没落体験はなお続いていた。「朝、恐ろしい夢から覚めても、やっぱり同じことが起こってる。ここにも敵が迫ってる。破滅寸前。八百万《やおよろず》の神を集結させて、すぐ応戦するしかない」といった陳述を繰り返した。筆者はリスペリドンを増量し、合計9mgとした。ちなみにその夢の内容は、以下のごとくであった。

《激しい殺戮が繰り広げられている戦場。夕焼けだが稲妻が鳴り響き、豪雨が降り注いでいる。逃げ惑う女性が迷彩服の男たちにレイプされ、子どもはマシンガンで一斉掃射されている。私も捕まり、男たちに凌辱されている。私のすぐ傍に眼球の飛び出た子どもの顔が見える。男たちの隙間から見えた空はなぜか晴れわたっており、そこに大きなきのこ雲が見える》

入院3週間目になると、A子は病棟中をうろうろと歩き回ることはなくなり、病室のベットの上で辞書と教科書を見比べながら、時折忙しげにボールペンを走らせる、という時間が増えた。ただしノートの字は乱れ、文の後半は何の文字か判明できないほど崩れており、ところどころに新作文字のような漢字が見られた。一方、B男への電話連絡は一度だけ繋がったがすぐに切られ、その後は何度かけても音信不通のままだった。A子はそれを、「こんな戦争中だから」と女性看護師にふと洩らすことがあった。看護師はその時のA子の横顔に、やさしさと痛々しさのようなものを感じ、何か切なくなったという。

入院後1カ月半を過ぎた頃には、A子の物腰は急激に穏やかになった。性愛に関連した音連合様の言動は影を潜め、髪を梳かし、作業療法にも自主的に参加するようになった。診察場面でも緊迫した「戦争」の陳述はなくなり、代わりに注釈を加える形の幻聴について、ぽつりぽつりと話すようになった。思考のまとまりも見違えるように回復したが、考想伝播はまだ不明瞭ながら存在していた。表情からは険しさが消え、話す姿勢もやや左に小首を傾け、長髪を垂らすようなものに変化した。

この頃からA子は自分の生活史を語り始め、精神的な変調は高校3年生の時に一時期みられたことがある由を述べた。その時、「世界が急に張りつめた」ようでもあり、同時に「周囲がざわつき始めた」ようにも感じた。そこで「自分の世界を狭めて突き進むため」に、興味ある文学の道に進み、作家になろうと考えたのだという。また、B男と初めて出会った時のことも話してきた。それは、A子が1回生の秋の図書館でのことだった。たまたま同じ本を書棚から取ろうとしたB男と手が触れ合い、その瞬間A子の背筋に「電気が走った」。B男は何も言わず、本をA子に譲る形で立ち去ったのだが、その後ろ姿に、A子は「運命の出会いを感じた」と言う。

入院約3カ月後、デイルームで大学の教科書を広げるA子の姿があった。診察でそのことを話題にしたが、「でも、前みたいに冴えなくなった。意味はわかってもそれ以上ひらめかない」と言い、「すぐに疲れる」とも述べた。考想伝播はほぼ消失し、幻聴もかなり軽減していたが、「何か自分の芯が無くなったような、どんよりした感じ」だと語った。筆者はこの時PPDも考慮し、クロルプロマジンを中止、リスペリドンを9mgから6mgに減量したが、明らかな変化は認めなかった。

その後病態は落ち着いたまま、注釈を加える声も聞かれなくなり、恐ろしい夢を見ることもなくなった。以前よりさらに肩の力の抜けたような雰囲気がA子から伝わってくるようになった。しかし、もはやそこにはかつて才媛と呼ばれたほどの魅力や、「自分の世界を狭めて突き進む」ような猪突猛進的な迫力は感じられなかった。この頃の診察で、A子は大学が留年になったことを、まるで単なる結果報告のように筆者に告げてきた。筆者はこの時、あまりの淡白なA子の言い方に、思わず〈文学の道はどうするの?〉と尋ねていた。A子はしばらく小首を傾けて言葉を選んでいたが、「文学の細道をね」と答えた。〈細道……〉と筆者がその言葉の意味について考えを巡らせているうちに、A子の方から「頑張り過ぎてたのよ、って母親から言われました」とぽつりと語った。

電話の通じないB男には、それでも時折手紙を書いていたが、返事が帰ってくることは一度もなかった。X年4月、A子は約4カ月間の入院を終え退院となり、大学に復帰した。そのしばらく後に、「宛先不明」と記されたB男宛のA子の手紙が、病院に舞い戻ってきていた。

大学に復帰後、A子のマンションには母親がしばらく同居し、外来は大学から程近い精神科クリニックに通院することになった。X年8月末、母親が筆者の外来を訪れた。A子は無事大学に通い続けており、夏休みには数年ぶりに家族旅行にも行ったということであった。今は「文学」にこだわらず、雑誌や漫画なども読んでいること、まだ疲れやすいので早めに就寝していること、そしてB男とのことはやはり失恋に終わったことを報告してきた。作家になる夢や初恋のことは、「本人なりに何かこう……、諦めがついたみたいです」と語った。

Ⅲ　考　察

(1)　症例のまとめ――初恋や「作家になりたい」という志とその行方――

呈示した症例は、急性期における入院治療の様子を述べたものである。初発は高校3年の春頃と推察されるが、その時はいったん自然寛解し、大学3年生の秋に恋愛を契機としてシュープ(Schub)を来たし、初入院となった。入院後、陽性症状の軽快とともにエネルギー・ポテンシャルが低下し、PPDと考えられる病態を呈した症例である。こうした経過は統合失調症臨床としてはありふれたものだろう。しかし筆者が本稿で強調して述べておきたいことは、A子のこのPPDには、初恋や文学の道といったものの挫折や中断と、それを乗り越えていく過程が垣間見えることである。

振り返るにA子は、入院当初著しい幻覚妄想、世界没落体験の渦中にありながら、その陳述の狭間に現在進行中ともいうべき「大学」と「恋愛」についての切実な談話がみられた。A子にとっての大学とは、「作家になりたい」という目標を実現していくための大切な通過点であり、また恋愛とは、初めて恋心が生々しく結実した記念碑的事態であった。

A子は入院によって大学通学の中断を余儀なくされた。しかし、ベッドの上で辞典と教科書を見比べては筆を走らせ、病態が改善するとデイルームで教科書を黙読し、大学復帰準備をしていた。だがかつてのようには「冴えなく」なり、「ひらめかない」ことを実感するようになる。そのうち留年が決定し、「文学の道」も「文学の細道」という表現へと軌道修正した。退院後大学には復帰したが、結果的には「作家」の夢を少なくともひとまずは諦める形となったのである。また急性増悪の契機ともなった恋愛については、入院当初に彼氏に電話を切られて以降、音信不通となってしまった。それをA子は、「こんな戦争中だから」と世界没落体験との関連で述べていた。だが、それを聞いた女性看護師は、この時A子がもはや失恋を予感しており、すでに未練の心境にあることを直観した。A子はその後も諦め切れず、幾度も電話や手紙で彼氏と連絡を取ろうとしていたが返信はなく、結局初めての現実的な恋愛ははかなくも失恋に終わったのである。

ただし断っておくが、筆者はA子のこの挫折や中断を受け入れていく過程を、PPDの中核的な要因だと捉えているわけではない。この過程はすでに急性期の渦中に始まっているのだが、急性期消退後の、エネルギーは消耗している一方で現実検討能力が蘇ってくるような時期に、覆い被さるようにしてPPDを増悪させ、遷延化させる要因だと筆者は考えている。

(2)　PPDの成因について

ここで、現在一般にPPDの成因として挙げられているものを概観しておきたい。成書[5]によれば、それは、①精神病症状に対する反応（自尊心の傷つきなど）、②病前の適応状態や自己万能感の喪失に対する反応、③これからの変革の必要性や責任加重にもとづく反応、④投与された向精神薬の影響、⑤病型としての非定型統合失調症（あるいは辺縁型統合失調症、schizo-affective disorder、内省型統合失調症）、などの可能性である。

この中で成因④は、薬物療法が不可欠ともいえる現代の精神科臨床では常に念頭に置いておくべき重要な点である。ただし本症例においては、筆者はＰＰＤと疑った時点で薬物調整（減量）を行いながら経過観察をしたが、向精神薬が抑うつを招いている印象は受けなかった。また、これまでの筆者の臨床経験からすれば、向精神薬の影響によるＰＰＤには微妙な身体的変化、たとえば「少し便秘がちになった」とか、「前より口が渇く」」、「頭が重い」」、「体がだるい」」、「動きが鈍くなった」」、「舌の回りがなんか悪い」などを自覚的に訴える場合が割合多く、それらの身体症状は薬物調整によって比較的速やかに改善し、同時に抑うつ感そのものも軽くなるという転帰をとっていた。だが本症例ではそうした身体的訴えには乏しく、また他覚的にも副作用関連の身体症状は目立たず、さらには薬物調整による気分の変化も自覚されることはなかった。また、成因⑤の可能性については、症例のさらなる長期経過の観察を経た後でないと断定はできないが、現時点において本症例を非定型的な統合失調症だとする積極的根拠には乏しいと考えられた。したがって④～⑤については、本症例におけるＰＰＤの成因からは除外して差し支えないだろう。

(3)「易刻印性」をはらんだ「易傷期」としての急性期

さて、筆者がＰＰＤの成因の中核だと考えているものは、やはり成因の①精神病症状に対する反応、である。特にその〝自尊心の傷つき〟を理解する上で筆者が参考にしているのは、統合失調症の急性期を「易傷期」と呼んだ中井(7)や、病初期の病理自体に「易刻印性」をはらんでいるとする内海(9)の記述である。

かつて中井(7)は、急性期における患者の病態を、航空管制官の間で呼ばれるスノウ（snow）に喩えて説明した。スノウとは、極度の緊張が持続した時、頭の中が『真白』になり、四方から指示を求めてくる航空機からの通信が命令のように作用し、結果的に航空機に管制官が自動人形のように操られてしまう事態をいうが、中井はそうした時の記憶が心的外傷として長く尾を引く可能性を示唆し、この時期には「ほとんどいかなる外部からの刻印も従順な粘土のように受け取る」と形容し、それを「易傷期」と呼んだ。本症例を振り返ってみても、入院前日の深夜に寝巻きの上にオーバーを着ただけで雪のちらつく駅前に素足で立ち尽くしていたＡ子の頭の中は、まさにスノウのような状態であったに相違ない。

この中井のいう「易傷期」について、特に病初期における医療そのものの持つ潜在的な収奪性、加害性との関係から見直した内海(9)は、その病理を「易刻印性」と名付けた。内海は、病初期の統合失調症を「一方でまなざしの集中砲火を浴びるのであるが、他方では共同生活からどうしようもなく隔てられる」という「中心化」と「疎隔化」の同時に起こる事態と考え、そうした「むき出しの様態」において、外力がいきなり到来するのを「易刻印性」の基本構造とした。そして「皮肉なことではあるが、統合失調症にとって『力の一撃』を代表するのは、多くの場合医療である」と言及し、ただし「力をこうむるのは病理そのものに由来している」ので、むしろ「医療のもつ収奪性を引き受け、それをある種の危機＝分利点（Krisis）として、治療的文脈へと転回することが望まれる」と論じた。

つまり端的にいえば、患者はその病理構造としてすでに傷つきやすく、刻印を受けやすい状態で入院し、われわれはすでに収奪性を持つ外力として、不可避的に彼等の前に立ちはだかっている、ということである。初対面の筆者に向けられたA子の、「こんなことしてられっか！　世界が破滅する。破滅、破滅。何よ、わかってるくせに！」という敵意と憎悪の入り混じったような第一声は、「むきだしの様態」に医療という外力がいきなり到来したことによる、受傷の叫びであったかもしれない。だが、こうした局面から患者をできるだけ傷つけず、刻印を与えないように関与しながら治療的文脈へと誘っていくのは容易なことではない。傷や刻印を与えないようにといっても、余りに腫れ物に触るような対応では治療導入のタイミングを逸することになるかもしれないし、傷つかないような言葉を選び過ぎて、かえって診察がぎくしゃくする場合もあるだろう。速やかな薬物療法への導入は不可欠であり、適切な行動制限が患者の困惑の軽減に繋がることもまれならずあるのだ。

結局のところ、われわれが患者を治療的文脈へと導入していくためには、患者の妄想的文脈と現実的文脈とを行きつ戻りつ四苦八苦しながら、その狭間に治療的文脈を滑り込ませ、両者ににじんわりと膏薬を浸透させていくような粘り強い臨床を続けていくしかないだろう。本症例の場合、A子の「まさに今、戦争が勃発している」という世界没落体験の語りは妄想的文脈であり、それは圧倒的な緊迫感を持って噴出していたが、その狭間に「大学」や「彼氏」といった現実的文脈が垣間見えた。この時筆者は、「戦争勃発」（A子にとっては「世界」こそが問題）の真偽云々には触れず、だが〈大変な事態〉（それは「世界」のこととも、A子自身のこととともとれる表現）だと置き換えた上で、〈慎重に行かんと〉（A子自身のことであり、筆者の治療方針でもある）と返答した。そうして妄想的文脈における心情的な流れは壊さないまま談話内容を現実的文脈に乗せつつ、そこに治療的な足場を見出していったわけである。

⑷「出立」主題の挫折や中断について

この治療的足場を築いていく際の現実的文脈としてきわめて重要であり、また後のＰＰＤとも深く関連してくるものが、前述の成因②〜③である。この成因②〜③とは、患者が病前に大切にしていた、あるいは馴染んでいたような想い、感覚、希望、対人関係、社会的環境といったものが（少なくとも一旦は）失われ、患者がそうした状況を受け入れつつ、新たな未来へと歩み出して行くまでの心理的反応といえる。特に傷つきやすく刻印を被りやすい病初期は、それゆえか否かの議論は別にしても「出立」[3][4]の時期に当たることが多く、その「出立」主題はうまく成就せず、挫折に終わることもある。それは、たとえば受験や入学、就職、親からの独立、恋愛などの失敗や挫折である。A子の場合は、「作家になりたい」という志の挫折と失恋であった。

「出立」主題の挫折とそこからの再出発。その流れの中には、当然ながら悔しさや悲しみ、怒り、諦め切れなさ、未練がつのり、だがそうした気持ちを抱きながらも次第に現実を受け入れ、気持ちを切り替えていくという心理過程が含まれているはずだ。だが、その過程は統合失調症自体の急性期の病理経過と混じり合い、あるいはその激しい陽性症状に寸断されるような形で進んでいくかにみえる症例も少なくない。治療者側の視点も、どうしても派手な産出的症状にとらわれがちとなる。しかし患者は病苦とともに、思惑からは外れ、あるいは失われてしまった現実と向き合い、それを受け入れていくという過程を経ざるを得ないのである。本症例では、こうした印象が入院当初のA子からすでに感じられたわけである。

(5) 対象喪失とモーニングの過程の観点から

この志半ばの諦めや失恋といったことに関して筆者が想起するのは、対象喪失（object loss）

の概念である。小此木[8]によれば、広義の対象喪失には、①近親者の死や失恋を始めとする、愛情・依存対象の喪失、②住み慣れた環境や地位、役割、故郷などからの別れ、③自己を失う体験、あるいは、自己を一体化させていた国家とか、理想とか、グループを失う場合、などが含まれる。そして、この対象喪失に続く心の過程はモーニング（悲哀）の過程（mourning process）と呼ばれ、通常数週間から数カ月の期間に一連の過程を経るとされる。その過程をボウルビィ[1][2]のいうモーニングの4段階で示せば、情緒危機の段階（第1段階）、抗議―保持の段階（第2段階）、断念―絶望の段階（第3段階）、離脱―再建の段階（第4段階）となる。

A子の場合、小此木の対象喪失の分類に照らし合わせてみると、失恋は①、「作家」の諦めは③に該当するといえる。そして、A子が退院した時点でのモーニングの段階は、失恋についてはすでに最後まで手紙での交流を諦めていなかったことから第2段階、「作家」の断念についてはすでに第3～4段階に入っているようにみえる。母親の話から推察すれば、A子が失恋に対する心の整理のついた（第4段階）のは、退院後さらに2～3カ月が経ってからである。この違いは、A子の喪失した対象がどれだけA子の心に深く食い込んでいたか、どれだけ諦め切れないものであったかという違いにもよるだろう。もっとも、「作家」の諦めについては、入院後も勉強を自ら続けるという行為自体が、以前より「冴えなく」なり「ひらめかない」自分を直視する機会となり、それゆえにA子の中に早めの諦念が生じたのかもしれない。

しかし、そんなに単純なものでもあるまい。そもそもA子が「作家になろう」と考えたのは、高校3年生の時の世界の変容するような体験に対し、「自分の世界を狭めて突き進むため」という理由からだった。だとすれば彼女の「作家」志望というものは、実は何かひとつの目標に向かってひたすら突き進み、周囲の雑念をシャット・アウトしようとする、ある種強固で自閉的な生き方そのものを選ぶことにまず危急の意味があって、その目標の具体的設定として、急ごしらえのように「作家」志望に的を絞ったような印象も受ける。それはさらなる危機的状況からの回避、彼女なりの防衛策であったのかもしれない。

この防衛策は途中までは順調にみえた。だが大学3回生の時の恋愛を契機にそれは脆くも破綻してしまい、著しい世界没落体験を経た後、彼女からはやっと肩の力が抜け、緊迫した目標を設定する必要性もなくなったのかもしれない。だが、彼女は完全に「作家」の夢を諦めたわけではないと思う。急峻な「文学の道」をなだらかな「文学の細道」へと軌道修正し、夢のゴールを近未来から少し遠い将来へと先送りしたのだ。それは厳密にいえば対象喪失とはいえないのかもしれない。

だが、A子にとっての初めての性愛とその破綻の痛手は大きいと思う。なぜなら、A子の示した幻聴や妄想着想、世界没落体験、その最中の夢にも見られたテーマは、きわめて性愛的なものと絡んでおり、それは今後A子が異性関係で葛藤状況に陥った際に、芋蔓式に引き起こされるような、そんな病理的な根深さを持つと直観されるからである。

Ⅳ　おわりに

急性期、ことに病初期の統合失調症臨床におけるＰＰＤを考える時、それを単に疾病自体の縦断経過のひとつとして捉えるのみならず、病理そのものとしての「易刻印性」を念頭に置きながらも、さらに患者の「出立」主題の挫折や中断には、当然の心理としてモーニングの過程を伴っているはずだという視点を持っておくことは重要なことだと思う。

挫折や中断が現実となった場合、残念ながらわれわれはモーニングの過程を止めることはできない。しかしその過程が進行する中で、時には抗議―保持の叫びを聞き、時には断念―絶望の想いを受けとめながら、離脱―再建の時期の到来を見届けることは治療的転回への足掛かりとなり、また結果的に精神病後抑うつを深刻化させないひとつの手立てにもなると考える。筆者は精神科医として日々患者の病理を見つめるわけだが、治療関係の構築には、案外一般心理的、生活臨床的なやりとりが糸口になることも多いことを、最後に付言しておきたい。

文献

(1) Bowlby, J.: Process of mourning. Int. J. of Psychoanal. 42; 317-340, 1961.

(2) Bowlby, J. : Attachment and Loss, Vol.3 Loss: Sadness and Depression, 1980.（黒田実郎、吉田恒子、横浜恵三子訳「対象喪失」『母子関係の理論Ⅲ』岩崎学術出版社、東京、1981）

(3) 笠原嘉「内因性精神病の発病に直接前駆する『心的要因』について」『精神医学』9、403―412頁、1967

(4) 笠原嘉「精神医学における人間学の方法」『精神医学』10、5―15頁、1968

(5) 柏瀬宏隆「精神病後抑うつ〔鬱〕」加藤正明、保崎秀夫、笠原嘉他編『縮刷版 精神医学辞典』弘文堂、東京、459―460頁、2001

(6) 永田俊彦「Postpsychotic depression（PPD）」懸田克躬他編『現代精神医学体系年刊版89-A』中山書店、東京、263―275頁、1990

(7) 中井久夫「分裂病の慢性化問題と慢性分裂病状態からの離脱可能性」笠原嘉編『分裂病の精神病理5』東京大学出版会、東京、31―66頁、1976

(8) 小此木圭吾「対象喪失とモーニング・ワーク」松井豊編『悲嘆の心理』サイエンス社、東京、113―134頁、1997

(9) 内海健『スキゾフレニア論考―病理と回復のまなざし』星和書店、東京、1―19頁、2002

（『精神療法』第35巻第1号、67―74頁、2009）

臨床経過中にみられた患者の「カウンセリング」希望について

I　はじめに

「カウンセリング」という言葉は、一般によく知られた言葉である。それはもはや教育・心理領域における「カウンセリング」にとどまらない。「恋愛カウンセリング」や「就職カウンセリング」、「美容カウンセリング」というように、さまざまな分野で登場する。したがって患者から「カウンセリング」という言葉が聞かれても何ら不思議ではない。また精神科医である筆者が「カウンセリング」に習熟しているとみなされるのも当然だろう。

しかし実際には、筆者の臨床場面で「カウンセリング」という表現を耳にすることは少なく、筆者もその理論に長けているわけではない。それはまず、「カウンセリング」というものが精神医学の潮流の中でどのように位置づけられてきたかという歴史的背景にもよるが、筆者が関わってきた精神科症例の偏りにも原因があると思う。

というのも、20年弱精神科病院勤務を続けている筆者が担当してきた入院症例の多数は精神病圏の症例であり、とりわけ統合失調症患者である（次いでアルコール・薬物依存症、認知症などがある）。神経症圏やパーソナリティ障害の患者を診ることもあるが、とくに神経症圏の入院症例は少ない。したがって普段関わっていく筆者の臨床的姿勢は、おのずから統合失調症患者に向かうものが中心となっている。そしてその関わり方は、ロジャース[13,16]に代表されるような「カウンセリング」の志向する、自己洞察や自己受容をめざすような関与[5,12]である以前に、まず洞察すべき自己、受容すべき自己自体の脆弱性といかに関わっていくかを問うてきたものなのだと思う。統合失調症患者について、精神分析的にとか精神病理学からすればといった、一定の立ち位置から筆者なりに解釈することはあっても[7,8,10]、それは患者理解のほんの糸口にすぎない。また解釈はいったん保留して、現象学的に患者を記述しながら寄り添っていくという臨床を続けていても[9]、それがどこまで患者の病状改善につながっているのかを明確に推し量ることもできない。ただ実際の臨床現場ははるかに泥臭く、暗中模索であり、意外性に満ちたものである[6,11]。そしてこうした統合失調症患者から受ける治療者側の感触は、たとえば中嶋[15]のいう〝抵抗感・圧迫感のなさ〟、〝「芯」における触れあえなさ〟、あるいは〝気楽さ〟などとして印象づけられる。そこでは患者側から「カウンセリング」が希望されるようなことは稀有であった。

それゆえ比較的良好な臨床経過中にある神経症圏やパーソナリティ障害の症例において、患者から「カウンセリング」を希望された時、筆者は意表を突かれ途惑った。それは診察時間が足りないからとか主治医と馬が合わないからといった、あらかじめ予期しうる不満に由来するものではなかった。それは大別すれば以下の2つの場合である。すなわち患者が、①筆者自身にさらに「カウンセリング」を希望してきた場合、②筆者以外の者との「カウンセリング」も要求してきた場合である。これらの患者の「カウンセリング」希望を振り返ると、その時筆者の診療に部分的に不足する何かがあり、かつ患者に何らかの転機が訪れつつある時であったように思われるのである。

以下にその2つの場合の具体例を記し、患者の「カウンセリング」という言葉の意味について、内省も含めて若干の考察を進めたい。なお症例記述にあたっては、プライバシー保護のため若干の改変を施したことをあらかじめお断りしておく。

Ⅱ　症例呈示

(1)　筆者自身にさらに「カウンセリング」を希望してきた場合

❏症例A　初診時48歳　男性

Aは某大企業の管理職である。資産家の家庭の次男（兄、妹との3人兄弟）として比較的裕福に育った。有名私大を卒後、現在の会社に就職、海外赴任経験も幾度かある。学生時代はテニスの選手として活躍した。28歳時恋愛結婚し2子をもうけたが、仕事中心の生活、いくつかの女性関係から妻との溝が深まり、37歳時離婚、子どもは妻が引き取ることとなった。その後子どもとは再会していないが、仕事は充実し、多忙な毎日であった。

ところが42歳時、突然の被災（地震）に遭う。居住していたマンションは倒壊し、その時は「瓦礫に埋もれて死ぬかと思った」。非常事態も一段落し、転居も済ませてほっとしていた被災数カ月後から「発作」が時々出現し始めた。「密閉されていて自由を束縛される空間、たとえば電車やタクシー、エレベーターの中にいると、とにかく息が詰まって、すごい汗をかいて、心臓がバクバクする」ようになった。Aは病院で何度か精査を受けたが異常はなく、結局内科医からは「精神的なもの」と言われ、頓服（エチゾラム0.5㎎）を処方された。その後Aは職場に程近いマンションに引っ越し、勤務時間も割と自由がきく役職となったので、通勤に苦しむことはなくなった。出張の際、新幹線の中やタクシーに乗る時に頓服を飲んで「発作」をやり過ごすことで、何とかここ数年はしのいできた。

しかし47歳時、大勢の前でスピーチをしている時「発作」が突然襲ってきた。その場は何とかごまかせたものの、特定の空間でしか出現しないはずの、また比較的得意としていたはずのスピーチの席で起こった「発作」に気が動転した。そしてその日を境に、密閉空間での「発作」も頓服では緩和されないほどに悪化し、急激に自信を失った状態で筆者の外来を訪れた。

Aの問題は待合室ですでに出現していた。初めての待合室の空間に「じっとしていられないほどの息詰まり」を感じ、幾度も戸外へ出たり入ったりしていた。診察室に入室するや、間髪を入れずに「窓際に居ていいでしょうか！」と荒い息をしながら、切迫したように筆者の背後に歩を進めた。そしてそこにある窓をいきなり全開して、「パニック発作なんです！」と叫んだ。「先生には失礼ですが、本やネットでいろいろと調べたんで、パニック障害ということはわかってるんです。……私としてはそれに効く薬をいただけたらいいんです。ほら、SSRIとか！」と一方的に話してきた。いきなり背後に回り、荒々しく窓を全開する新患Aに驚いた筆者は、いくぶんの緊迫感を抱きながら、椅子を少し回転させてAを見上げた。Aも「こんな変な患者いないでしょう」と見つめ返してきた。この時筆者は「まあ、……しょっぱなからこういう位置関係というのも、あまりないですが」とようやく返答した。

しばらくしてAは「やっと落ち着いた」と椅子に戻り、上述の生活史や現病歴を語り始めた。最後にAは、震災とパニック障害との因果関係は明白であり、それはPTSDに該当するに相違ないことを筆者に説いた。筆者は即答を避け、パロキセチンを処方した（20mg1T/1×夕）。

2週間後外来を訪れたAは、待ち時間に読書をして過ごすなど、初回のような切迫した様相はすでに影を潜めていた。「いやあ助かりました。今日は調子がよくなったという報告ということで……」と、「発作」の激しさが軽減していることをサラリと述べた。まだ乗り物に乗る自信はないが、今度の出張の際にはチャレンジしてみたいと語り、パロキセチンの他に、内科で投与されていたエチゾラムの処方も希望してきた。

その後Aは少しずつ、「発作」を惹起していた密閉空間に自らが暴露（Exposure）法(17)をするような形で挑んでいった。隔週の定期的診察場面では、時折脳内化学伝達物質のこと、自律神経の働きについてなどの質問をしてくることもあった。初診から半年後には、ほぼ支障なく電車に乗り、エレベーターも利用できるようになった。

順調に経過中の初診8カ月後、Aは部下の結婚披露宴のスピーチを目前にしていた。「念のため頓服を飲んで行きますから、大丈夫でしょう」と、予期不安を振りほどくかのように語尾に力を込めた。しばらくの沈黙の後、「ところで先生、変な話かもしれませんが、先生は『カウンセリング』もされるんですか？　もしよければ『カウンセリング』もお願いしたいのですが。いや実は、会社とか対人関係とか、いろいろとストレスもありまして……」と声を落として話してきた。筆者はAの発した「カウンセリングも」という言動に愕然とした。なぜならその言動は、筆者のこの8カ月間の面談が、少なくともAにとってはAの求める「カウンセリング」にはなっていなかったことを意味すると感じたからである。筆者は「カウンセリング」というものを意識して面談してきたわけではないが、Aのパニック障害への治療としては好感触を得ていたし、A自身も病状の改善を自覚していた。筆者は返す言葉が見つからず、「……いろいろと大変ですもんね」と言うしかなかった。Aの話では、アメリカ赴任中、現地の同僚や上司が、メンタルヘルスを維持するために、精神分析家に時々「カウンセリング」を受けており、それは高額だが悪くないという評判だった、ということであった。しかし筆者は精神分析家ではなく、また保険診療の範囲内で仕事をしている勤務医である。そのことを説明した上で、「またよければ気軽に」と答えた。

その後Aは、管理職の苦労話や上司との折り合いの悪さ、体力の衰えなどを、折に触れ話すようになった。同期入社の者はAの異例の昇進を羨むが、Aもそれに見合う努力と犠牲を払ってきた。顧客も広げ企業にも貢献できていると思うが、ただそのために敵も多いのが悩みだと語った。なお結婚披露宴のスピーチについては、結局パニック発作は出現せず無事終えることができたが、昔の自分を思い出した。当時妻子との別離は仕方ないと思い込んでいたが、今から思えば強引に自分の考えを押し通し過ぎていた面があったかもしれないと述べた。久しぶりに見た「震災の夢」のことも語った。それは「瓦礫に埋もれながら、元妻と子どもたちの名を叫び続けて泣いている夢」であったという。今も自分の病気そのものは「震災によるＰＴＳＤの典型だ」という見解は曲げないが、以前より肩の力の抜けたような、楽な口調で談話をするようになっている。

(2) 筆者以外の「カウンセリング」も要求してきた場合

❏症例Ｂ　初診時24歳　男性

Ｂは５歳離れた姉との２人兄弟である。３歳の頃、父親を交通事故で亡くしてからは、母親はパート仕事に追われ、姉がＢの面倒を見た。小学３年生の頃から叔父（母の弟）が家に入り浸るようになり、まもなく姉と性的関係を持つようになる。母親はそのことで叔父を責めたが、途中からは放任するようになった。姉は中卒後家出同然で就職し、母親も水商売に出かけるようになった。当時小学５年生だったＢも叔父から虐待を受けるようになった。そのためＢは中学入学を期に、遠方の祖父母（父方）のもとへあずけられた。

祖父母はＢを不憫に思い熱心に育てた。家庭教師をつけ、不登校気味のＢの送り迎えをした。Ｂは次第に学校にも馴染み、中学３年生の頃には学業成績も上位となった。しかし、この頃よりＢは過去の虐待の光景をフラッシュバックするようになり、また日常生活にも耐えがたい空虚さを感じるようになった。公立高校入学後、Bは祖父母が買い与えたパソコンのインターネットで「自傷サイト」を見つけ、強い興味を持つようになった。高校3年に入り、受験勉強に行き詰まると軽く手首を切るようになった。学業成績は良かったが、交友関係には乏しかった。

高卒後某私大の工学部に入り、一人暮らしを始めた。しかし空虚で物悲しい気分がいつも漂っていて、些細なことにも妙に腹立たしく感じた。学校の講師も当初は親切だったが、途中から他学生ばかりを贔屓するように感じた。飲食店のアルバイトも接客態度の悪さを指摘されクビになった。そんな中で大学3年の時失恋し、「裏切られたような、突き落とされたような気持ち」から自暴自棄となり、深く手首を切り、救急病院で縫合を受けた。

Bの生活はますます乱れ始め、イライラと空虚さを紛らわすかのように、性風俗の店に出入りし、泥酔するまで酒を飲み、リストカットを繰り返すようになった。大学4年の春、居酒屋で倒れ、急性アルコール中毒で総合病院に救急入院した際、精神科にも受診し、初めて「境界性パーソナリティ障害」と診断された。退院後しばらく通院を続けたが、主治医との折り合いが悪く、別の精神科医院に転医した。しかしそこの主治医も「無能で薄情な医者だということがわかった」ため通うのをやめた。以後Bは数回精神科を転医し、リストカットで2回縫合を受けた。大学を1年間留年後中退してからは、生活基盤のほとんどを祖父母からの仕送りに頼っていた。当院初診前は2カ月ほど某精神科クリニックに通院していたが、やはり担当医と口論の末自ら通院をやめ、「薬が切れたので」当院初診となった。

Bは細身で色白、長めの前髪の隙間から覗くように筆者を睨んでいる。左前腕の多くの切傷痕を隠すでもない半袖姿である。Bは初対面の挨拶もそこそこに、今までの精神科医の対応に対する不満を滔々と述べてきた。筆者は、まず現在の体調を尋ねて一呼吸置こうとしたが、Bはその質問を遮るように上述の生活史・病歴を話してきた。Bの語りからは、根底にある空虚さや物悲しさ、対人関係の不安定さや操作性、防衛機制の未熟さが感じられた。そして早くも精神科医としての筆者の力量を値踏みしてきているかの印象を受けた。

次にBは話題を処方希望する薬のことに切り替えてきた。「眠れないとイライラしてくる。現在服用している就寝前薬は4種類6錠、それを4週間分処方して欲しいと言う。イライラすると酒を飲み、手首を切って流れる血を見る。すると束の間の安楽が得られる」と言う。筆者はBに、〝入眠困難→イライラ〟はわかるが、〝イライラ→酒→リストカット→安楽〟という流れの、とくに後半は不健康だと話し、薬も減量した上で2週間処方とした。

2回目の外来日、Bは受付終了間際に来院した。就寝前薬の減量で不眠が続いていると不満の表情を見せる。しかし来院が遅かった理由については、深夜までネットで「自傷サイト」を見ていたから起床も遅れたと言う。「ということは、少しは眠れている」と筆者は返した。Bは「でも寝つけないと血を見たくなる。血が流れているのを見ている時だけが生きた心地がするから」

と目を細め、リストカットに魅惑されているかの表情を見せた。筆者はしばらく沈思し、自分がそうした場合を想像しようとしたが、うまくイメージが湧かない。だがBはこうした刺激を自らに課すことでしか生を実感できず、しかもそれが安楽と直結する危険なパターンに陥っている。筆者はその考えを胸に留めたまま、「まあ夜更かしは万病のもとだ」と答えた。

こうして筆者は、不安定な感情を示しながら迫ってくるBの話を聞いては、時に筆者自身に置き換えて沈思するという臨床を続けた。沈思はするが感想は最小限に留め、その説明も簡潔になるよう心掛けた。というのも、この距離感を保つことこそが、筆者の境界例に対する拙い臨床経験上もっとも安定した診療継続につながると実感していたからである。その後筆者はBから過大に理想化されることもなく、また激しい憎悪の対象となることもなく、初診後約1年が過ぎた。

しかしBは、ある時唐突に「先生以外にも、『カウンセリング』をしてくれる女の人を紹介して下さい！」と言ってきた。理由を問うと「先生は頑固親父みたいで悪くないが、何でも聞いてくれる母親代わりも自分には必要だから」と言う。精神科関連の本を読んで影響を受けたようである。がそれ以外にBの言動は、筆者の人物的印象、筆者に不足しているもの、そしてBに現在必要な治療的要素をうまく表現しているのではないかと筆者は感じた。「頑固親父で悪かったね」と返しながら、次回までに考えておく由を伝えた。

ところが次の外来ではBはその話題には触れずに、「今まで誰にも秘密にしていたが」と小学生時代の叔父の虐待内容を具体的に語ってきた。それは長時間の暴力的虐待以外に、ペニスを弄られたりフェラチオを強要されるという性的虐待も含まれていた。高校時代この光景がフラッシュバックすると、意識が遠のき、気づいた時には手首を切っていることもあった。「それは多重人格の兆候でしょ?」と、筆者の前で涙を見せた。

後日、女性の「カウンセリング」希望について改めて尋ねてみる機会があった。しかしBはすでに、女性の「心理カウンセリング」を別の所で受けてみたが、手首を見せただけで大げさな顔をされたのですぐに諦めた、と何事もなかったように語ってきた。以降、筆者以外の「カウンセリング」を希望してくることはなかった。

初診から2年半が経ち、Bは祖父母のもとへ帰って就職することになり、筆者の診察も終わりとなった。「夜はどうせ寝つきが悪いから」と、居酒屋のアルバイトを始めて半年が過ぎていた頃である。Bの話題は、自分の空虚な内面を語ることから、客の態度の悪さに対する不満の吐露に変わっていた。「いろんな酔っ払いがいる、腹を立てずに観察してみたら」と言うと、「それはアル中を見る精神科医の目線ですよ」と返すBに、以前にはない逞しさを筆者は感じた。

ではここで具体的に示した2症例について簡略に振り返りながら、各々の言う「カウンセリング」の意味について考えていきたい。

(1) 症例Aについて――パニック障害の改善から自己洞察へ――

症例Aは、被災（地震）数カ月後から発症（当時42歳）したパニック障害である。発症当初は、閉所（電車、タクシー、エレベーターなど）に限定されたパニック発作を呈していた。だが47歳時より、社会状況（大勢の前でのスピーチ）に暴露された際にもパニック発作を起こし、予期不安も強まった状態で初診した症例である。Aは自らの病気を「被災によるPTSDの典型」という。確かに被災は強い外傷的出来事であることに相違ない。しかし、Bの陳述からは被災に関しての反復的・侵入的な想起や夢の陳述はほとんど聞かれず、また、後に加わった社会恐怖としてのパニック発作もPTSDでは説明がつかない。したがって筆者はAを「広場恐怖を伴うパニック障害」[(2)]と診断した。

さて、Aが筆者にさらに「カウンセリング」を希望してきたのは、パニック発作も軽減し、仕事や生活にもほぼ支障がなくなっていた初診8カ月後のことである。部下の結婚披露宴でのスピーチを控え、予期不安を抱いていた頃であった。それまではA自らが自身の「パニック障害」に焦点を絞った訴えをし、いわばAが面談の主導権を握り、筆者がそれに追従するような形の臨床が続いていた。筆者はAの先手を打ってくるかの提案を支持し、投薬をし、時にアドバイスを添えるという対応を続け、経過も順調であった。それゆえ、Aの「カウンセリング」希望はまったく予期せぬことであったが、Aがまた新たな提案を打ち出してきたという点においては、それまでのAと筆者の主導―追従的関係に変調があったわけではない（ちなみにこういった関係性は、内向性優位を示すようなパニック障害中核群ではまず生じないのが筆者の臨床実感である。Aの性格は他者配慮に乏しく外向的で、勝気・短気・行動性などが目立つ強力性性格といえるが、これはパニック障害のサブタイプ第3群のひとつとして藍澤ら[1][17]が見出した、予後不良の一群の性格傾向に近似している）。

しかし、Aのこの提案の中味は、臨床経過中絶えず焦点としてきた「パニック障害」というテーマに絞られたものでなかった。アメリカ赴任中のAの予備知識が後押ししているとはいえ（そこには〝エリートビジネスマンは高額の「カウンセリング」を受ける〟という当時の赴任先の風評に迎合しようとするAの選民的発想も垣間見えるが）、「パニック障害」の枠を超えて、会社や対人関係などのさまざまなストレスを解消させたいというAのさらなる願望である。それはAがパニック発作への苦悩からある程度解放され、自身の歩んできた軌跡を振り返る心理的余裕が得られたからともいえるが、逆にパニック障害に罹患し、それを克服していく過程を経たからこそ、次なる自己洞察の機会に出会ったとも考えられる。

そしてその具体的契機となったのが、部下の結婚披露宴のスピーチに対する予期不安であった。それは単に大勢の前でのスピーチそのものに対する不安からではない（事実、以前はスピーチを得意としていた）。結婚披露宴で部下に語るべきメッセージを考えた時、わが道を邁進して来たAの胸中に湧き上がった、過去の妻子との別離についての葛藤からである。後日久しぶりに見たAの夢の内容も、「瓦礫に埋もれながら」もその恐怖に戦慄している夢ではなく、別れた「元妻と子どもたちの名を叫び続けて泣いている」夢であった。それは、Aが自らの病気を「被災によるPTSDの典型」とすることで押し込めていた、震災によるものとは別の葛藤を象徴的に示した夢ではないか。

「カウンセリング」希望をしてからのAは、離婚のこと以外に、日々の対人関係や仕事上のストレスの一部も自分の性格特徴と関連づけて考えるようになった。Aの求めた「カウンセリング」とは、パニック障害という疾病の症状の改善という表層的なものから、さまざまな葛藤を自己洞察する、より深層的なものへの展開に必要な場であったように思える。

(2) 症例Bについて——分裂（split）の包容として——

症例Bは、初診時24歳の境界性パーソナリティ障害の症例である。幼少時からの不安定な養育環境、とくに叔父の暴力的・性的虐待がBのパーソナリティ発育に及ぼした影響は計り知れない。

中学3年生の頃より耐え難い空虚さを感じ、虐待の光景に関するフラッシュバックを来たすようになる。高校3年時からはリストカット、大学になると不安定で操作的な対人関係からトラブルが頻出し、性の乱れや飲酒問題も浮上、境界性パーソナリティ障害の特徴が浮き彫りとなった。精神科医療を受け出して以降は、薬剤への依存傾向やドクターショッピングもみられていた。なおBが後に述べた、高校時代の「多重人格の兆候」については、少なくともこのエピソード以外に別人格の存在を示す陳述はなく、また筆者が関与した範囲内でも、Bの人格の同一性は保たれていたと看做されることから、一時的な解離反応であったと暫定判断された。

さて、Bが筆者以外の「カウンセリング」も要求してきた状況はどうであったか。筆者は、Bの対人操作性に振り回されまいと、Bの話を聞いては沈思し、最小限の感想を述べ、できるだけ簡潔な説明を心掛けながら臨床をおこなった。そしてBが何とか大きなアクティング・アウトを起こさず1年が経過した頃、Bは唐突に筆者以外の女性の「カウンセリング」も要求してきた。それは一方で筆者を「頑固親父」と評しながら、他方で「何でも聞いてくれる母親代わり」を筆者以外に求めるものであった。

これを言葉通りに受け止めれば、Bは筆者の「頑固」な人となり（あるいはその臨床スタイル）に不快感は抱いていないが、甘えられず、胸の内を十分曝け出せないということになろうか。しかしこの事態は、他人を二分法的な思考法に基づいて捉え、その人物が患者の内的分裂（split）

のどちらの側を占めるかに応じて、それぞれ極めて異なるやり方で扱おうとする境界例患者の傾向[3]ともとれる。つまりBの言う「頑固親父」とは、筆者を歪曲した表象、すなわち部分対象として捉えた表現なのかもしれない。いずれにせよ、その時筆者はBの唐突な要求はいったん保留しておいて、次回診察時のBの出方をうかがうことにした。ところがBはこの間に早くも女性の「心理カウンセリング」を受けたが希望通りとならず、あっさりと諦めていた。その上で、誰にも秘密にしていた「叔父の虐待内容」と「多重人格の兆候」を筆者に打ち明けたのである。

この顚末を考えると、やはりBがこの重大な秘密を物語るためには、自傷痕を見せても動揺せず、Bの感情的発露を受容するに十分なだけの「母親代わり」が不可欠だったのだろう。しかしそれは性別の問題ではなく、分裂（split）を包容（containment）するためのもうひとつの治療的構成要素を要したということである。つまりBは筆者以外の女性「カウンセリング」を要求することで、いわゆる分裂治療[3]の必要性を訴えていたといえる。

しかし結果的にはもう一人の治療者を置くことなく、筆者が引き続き個人精神療法を継続していくこととなった。筆者は相変わらず「頑固親父」の臨床スタイルを続けたが、その後Bのこうした内的分裂の兆しは、少なくとも筆者の面前でみられることはなかった。幸いにもBには数人の友人ができ、面倒見のいいアルバイト先（居酒屋）の主人とも出会った。祖父母との交流も増えていた。こうしたBを取り巻く人的環境の総体が、Bの分裂を包容する容器（container）と成り得ていたのかもしれない。

ここで、筆者がBの秘密を聞いた後も、相変わらず「頑固親父」の臨床スタイルを貫いた理由につき少し触れておきたい。それはまず、いったんは「母親代わり」を女性カウンセラーに求めたが叶わず、男性である筆者を秘密の告白の受け皿に選んだというBの決断による。つまり上記の文脈からすれば、Bは「母親代わり」を筆者の「母性性」に託したということになる。ここにおいてBは、いわば「頑固親父」に象徴される「父性性」と、「母親代わり」を担う「母性性」を筆者の中に見出そうとした可能性が大きい。それはBに起こった分裂が再統合される萌芽ともいえる。ここで大切なのは、それがB自身の評した、「頑固親父」であるところの筆者という対象の中で起こりつつあるということであった。それゆえブレのない安定した「頑固親父」像の継続が、いわばこの萌芽を育てる上で大切だと筆者は考えたわけである。さらに付言すれば、ドクターショッピングを繰り返し、大学の講師ともぶつかるBの大きな特徴は、年長の権威的な男性に対する不信といえるが、この背景にはBの幼少時の養育環境に「父性性」のモデルとなるべき存在が欠落しているという事情があると考えられた。その点Bが筆者を「頑固親父」と位置づける中には、距離を置きながらも「父性性」を受容しようとするBの心性が垣間見えると感じたため、「頑固親父」の臨床スタイルで一貫すべきだとも考えたわけである。

ただしこれは筆者の解釈である。大局的にみれば、筆者は治療の主軸を筆者に置き続けることで、外来における安易な治療の分散や中断を避けたに過ぎないのかもしれない。決して筆者一人が包容する容器となり得ていたわけではない。上述したような人的環境を得て、初めて治療的進展がみられるものだろういうのが筆者の率直な考えである（その点外来に比べ、境界例に対する治療的構造が整った病院における、入院での分裂治療は奏効しやすいかもしれない）。

(3)　自己受容・自己洞察としての「語りの場」

こうして具体的症例の臨床経過中に聞かれた「カウンセリング」というものを検討していくと、それが患者にとって重要な転機を示すサインとなっていたことに改めて気づかされる。もっとも、「カウンセリング」という言葉を聞くまでの筆者の疾病に対する精神科臨床、すなわちＡのパニック障害、Ｂの境界性パーソナリティ障害に対する臨床が見当違いだったとは思っていない。治療者—患者関係が崩れないよう配慮しながら、各疾患に対して安定感ある治療を筆者なりに心掛けたつもりである。しかし各症例が「カウンセリング」に求めたものは、疾患に対する治療というよりも、疾患という形で表面化した、その背後にある個別的特徴（たとえば抱えたままの葛藤、心的外傷、性格傾向に由来する周囲との軋轢など）を個々が自己受容し、自己洞察していくために必要な、ダイナミックで包容力のある「語りの場」であったように思う。患者にとって筆者の診察は、「語りの場」とするには今ひとつ単調で、膠着したものになっていたのかもしれない。

それは、普段統合失調症症例と向き合ってきた筆者に染みついた臨床姿勢とも無縁ではない。いつしか治療者である筆者自身が、さまざまな患者に対し、〝「芯」における触れあえなさ〟を当たり前とする平板な診療を続けるようになっていたのかもしれない。そしてこの反省は、筆者の統合失調症臨床そのものにも向けられなければならない。治療的マンネリズムはうわべの安定をもたらすとしても、それは停滞でもある。とくに陰性症状主体の慢性統合失調症患者には、「語りの場」の意義が再考されるべきだろう。

もっとも、幻覚妄想やつつぬけ体験(14)などの活発な急性期には、まず自己受容・自己洞察する以前の、自己自体の揺らぎをいかに安定させていくかが急務であり、患者に必要以上の「語り」を要請することは逆に病態を悪化させてしまうことにもなる。また統合失調症における自閉には、自我の脆弱性を防衛する意義があることは周知のことである。それゆえ心理的態度としての「自閉能力」「拒否能力」の育成を目指した精神療法(4)を基本姿勢とすべきであろう。しかしその中で、陽性症状も落ち着き、患者自身が歩む人生行路の中で、さまざまな自己洞察を展開しつつある段階では、いつでも「語りの場」へと開かれるような柔軟な臨床的態度も必要だと筆者は考える。それは陰性症状が前景にみられる慢性患者群の、無為・情意鈍麻と表現される病態に対する治療者側の姿勢に、とりわけ関連してくるものである。

「語りの場」は生物学的精神医学や脳科学が隆盛を極めつつある昨今においては、とかく軽視されがちな、しかし症例の予後をも左右する大切な臨床的局面である。また薬物療法の進歩にはめざましいものがあるにせよ、精神科臨床もともすれば症状→薬物療法という短絡的思考に陥りがちな印象を受ける。われわれ精神科医は、患者の病状を的確に判断し薬物調整につなげていくことは当然のことながら、精神療法が額面通りの淡白で「受容的」、「支持的」なものだけになっていないか、上述のような「語りの場」としての機能も果たせているかどうかということを、今一度点検しておく必要がある。

Ⅳ　おわりに

本稿においては、臨床経過中にみられた患者からの「カウンセリング」希望について、具体的な2症例（パニック障害、境界性パーソナリティ障害）を呈示し、その意味を筆者なりに考察した。そこには疾患の治療という狭い枠を越えた、患者の自己受容・自己洞察への願いが垣間見えた。こうした希望は、統合失調症臨床を主に続けている筆者には意表を突かれることであったが、逆にそれは、最近の筆者の臨床に不足していた「語りの場」の大切さを思い起こさせる契機となった。この拙論には新たな知見が記されているわけではないが、こうした地味な内省の積み重ねも、臨床家には不可欠だと考える。

文献

(1) 藍澤鎮雄、宿谷幸治郎、渡辺直樹他「慢性型を中心に──Panic Disorder をめぐって」『心身医学』30(5)、456─461頁、1990

(2) American Psychiatric Association: Diagnostic and statistical manual of mental disorders, 4th ed. text revision. American Psychiatric Association, Washington, D. C., 2000.（高橋三郎、大野裕、染矢俊幸訳『精神疾患の診断・統計マニュアル』医学書院、2002）

(3) Gunderson, J. G.: Borderline Personality Disorder. A Clinical Guide. John Scott & Company, 2001.（黒田章史訳『境界性パーソナリティ障害──クリニカル・ガイド』金剛出版、東京、2006）

(4) 神田橋條治『発想の航跡』岩崎学術出版社、東京、194─228頁、1988

(5) 加藤正明、保崎秀夫、笠原嘉他編『縮刷版 精神医学辞典』弘文堂、東京、95頁、2001

(6) 菊池慎一「軽躁患者との『共生生活』を契機に荒廃像の改善がみられた慢性分裂病の2症例」『精神科治療学』8、705─712頁、1993（本書所収）

(7) 菊池慎一「語らない破瓜病者が書いたもの──その精神病理的特徴と治療的関与について──」『精神科治療学』13、1257─1264頁、1998（本書所収）

(8) 菊池慎一「収集癖について」『臨床精神病理』24、205─225頁、2003（本書所収）

(9) 菊池慎一「治療技法としてのカルテ記載について」『精神科治療学』19、789─792頁、2004（本書所収）

(10) 菊池慎一「『射精恐怖』に悩み続ける統合失調症の一例」『臨床精神病理』26、31─47頁、2005（本書所収）

⑾ 菊池慎一「超音波検査室で精神科医が思ったこと」『精神科治療学』20、965−968頁、2005（本書所収）
⑿ 國分康孝『カウンセリングの理論』誠信書房、東京、73−103頁、1980
⒀ 村瀬孝雄、村瀬嘉代子編『ロジャース—クライエント中心療法の現在—』日本評論社、東京、2004
⒁ 長井真理『内省の構造—精神病理学的考察—』岩波書店、東京、19−45頁、1991
⒂ 中嶋聡『分裂病の実践知と治療』金剛出版、東京、19−52頁、1994
⒃ Rogers, C. R.: Counseling and Psychotherapy. Houghton, Boston, 1942.
⒄ 白倉克之、山田和夫編『パニック障害の基礎と臨床』金剛出版、東京、247−268頁、2000

（『精神療法』第33巻第5号、63−71頁、2007）

収集癖について

Ｉ　はじめに

収集という行為は、改めて考えてみると実に幅広い。

一般に収集とは、趣味や研究などのために、ある種のものや資料をたくさん集めることをいう。集めるものも、趣味的収集物として、切手や絵画、蝶の標本、骨董品などといった、それ自体を鑑賞するものから、靴や服、鞄、帽子といった、着用して使えば実用性の高いもの、音楽ＣＤや映画のＤＶＤ、書籍のように内容が問題となるものまである。パーソナル・コンピューターが普及してからは、かつては部屋に入れば何を収集しているかが一目瞭然であったような、視覚的に容易に把握され得ていた種類のものも、ある手順を踏まないと把握され難い形、すなわちデータ保存として、コンピューターの中に膨大に蓄えられている場合も多い。

もちろん、以上のようなものは趣味的収集にとどまらず、何らかの形で社会に還元し得る研究資料として展開していくこともあり、あらかじめ研究資料として収集される場合もあるだろう。いやむしろ、そもそも文明の発達というものは、ありとあらゆる分野における情報の収集と蓄積と、それらの統計や分析なくしては成立しなかったといっても過言ではなく、まさに今も、どこかしこで情報の収集は行われ続けているのである。

さて、ものを集めるこの営為が、個人のプロフィールを端的に表す特徴の一つとして示されるほどのものである場合、私達はそれを収集癖と呼ぶ。一般にその性癖者は、収集するものが強調された形で〝切手マニア〟であるとか〝蝶のコレクター〟などといわれる。

しかし、収集物を資料とした学術的研究が、社会的評価や社会的認知を得られている場合には、私達はその人を単なる収集家とは呼ばずに、研究者や専門家としてみなし、性癖としての収集行為自体よりも、そこから生み出された業績に着目する。一方、収集物が趣味の範疇としては了解され難いものであったり、収集行為そのものに本人自身が悩んでいる場合、あるいは収集という持続的様式のために社会生活に支障を来たしていたり、社会との軋轢が生じている場合には、私達はその人の背景に、そのような収集癖を生ぜしめた何らかの原因を見出そうとし、またその人の収集癖に対して精神病理学的布置を与えようとするわけである。したがって、一口に収集癖といっても、収集癖にまつわる社会との関係性や、収集癖に対する本人の葛藤の有無などにより、様々な評価や認識がみられているのである。

しかし改めて筆者の日々の精神科臨床を振り返ると、収集癖を伴った症例はそれほど稀ではないにもかかわらず、収集癖を原疾患の治療の埒外なものとしておざなりにしていたり、原疾患の病態に規定された現象の一つとして曖昧に解釈していたりして、収集癖に対する明確な症候学的位置付けや関与への洞察が十分なされていなかったように思われる。

もっとも、診断上汎用されるDSM-Ⅳ-TR(1)やICD-10のガイドライン(30)を調べても、収集癖に関する具体的記述は見当たらず、また最近の成書においても、意志と欲動の障害の項目の中にわずかに記載されるにとどまっているものもあり、(5)(21) 精神医学全体の潮流の中で、収集癖という症候学的な病理行動が片隅に追いやられていることも確かである。

そこで本稿では、収集癖に関するこれまでのいくつかの文献を参照しながら、収集癖についての精神医学的な概念や定義について改めて展望した後、筆者自身の予備的考察などを加えた上で、日常臨床で遭遇した収集癖を伴う諸症例についての具体的な考察を展開していきたい。

Ⅱ　収集癖についての文献的展望

収集癖が精神医学的に近年日本でどのように定義付けられているかについて正確に把握することは難しい。

『南山堂医学大辞典』(24)（2001）によれば、収集癖（英 collecting mania、独 Sammelsucht、仏 collectionnomanie）とは、「種々の物を情熱をもって集めようとする性癖。対象となるのは絵画、骨董品、切手、書籍などである。系統的に集めようとし、時に窃盗など刑法に触れる行為をすることがある。責任能力は精神障害の存在の有無およびその程度による。精神分裂病、精神遅滞、進行麻痺、老年性痴呆などでは全く価値のないものを無選択に集める。フェチシズム fetishism ではハンカチ、下着類などを収集する」と記載されている。

また『現代精神医学大系』（1982）の精神症状学各論では、大原(25)が、個々の欲動の障害に分類される自己保存欲の異常の一つとして収集癖（collectomania, Sammelsucht）を挙げ、「所有欲の病的に亢進したものをいう。正常人においても所有欲の高まりはある程度認められるが、病的な場合としては、まったく不必要な、無意味なものをむやみに集める。たとえば石、木片、紙くず、布切れ、鉄くずなどのごときである。これは躁病、分裂病、進行麻痺、痴呆状態などによくみられるが、ときとして、それが何かある一定の欲求不満の代償として行われていることもある。また、これが窃盗の手段によって成される場合があるが、それは痴呆状態あるいは月経時の婦人にも一時的にみられることがある」と紹介している。

収集癖を所有欲の高まりとする考え方は、『精神医学第三版』(19)（1976）の収集欲の異常（収集癖 Sammelsucht）の説明にもみられ、「収集欲は人間の所有への欲求の現れとして誰にでも幾分あるが、この傾向が異常に亢まり、時としてそれが一定の欲求不満の代理となっていると考えられるときもある」としている。

これら3つの収集癖（Sammelsucht）の説明に共通する特徴は、概略すれば、まず①元来人間に備わっている所有欲の亢進の延長線上に収集癖が存在する、という前提があり、②無選択で無価値に収集される（ように見える）病的な収集癖や、③一定の欲求不満の代償として考え得る病的な収集癖もある、という3点に要約できる。

ちなみに、そもそもこの収集癖の源とされる所有欲が、いったい欲動という裾野の広い概念のどのあたりに布置されていたのだろうか。これを図式的に理解する上で参考になるのは、例えばヤスパース(6)(7)（1948）の欲動層の分類である。ヤスパースは欲動を階層的序列として、第1群――身体的・感官的欲動、第2群――生命的欲動、第3群――精神的欲求の3つの群に分け、第2群をさらに生命的存在欲、生命的心的欲動および生命的創造欲求と分類する中で、所有欲を生命的心的欲動の一つに挙げている。つまりヤスパースは所有欲というものを、人として元来備わっている欲動の階層的序列としては中間の層に位置付けていたわけである。

Sammelsucht の系譜をクレペリンの『Psychiatrie』(13)(14)にまで遡ると、彼はその第1巻（1909）の中で、意志と行動の障害の中の病的な欲動の一つに収集欲 Sammeltrieb を挙げ、「時に病的な形をとる収集欲の源とまず見なすべきは、所有の悦びすなわち貪欲である。しかし時には切り取った髪や爪などの全く無価値な対象も集められる」（前述の①②に該当）と記載し、さらに第4巻（1915）で精神病質性人格の欲動者 Triebmenschen の範疇に賭博狂と並べて収集狂を示し、「この両者は所有欲の表現として把握できる。……（中略）……収集狂はある点で、競争者をしのぐ名誉心に駆り立てられる」（前述の③に類似）と述べている。つまりクレペリンは、①と②の相違を暗に示しながらも同じ Sammmeltrieb の範疇のものとして総論的に一括して記述し、③を Triebmenschen という各論の一項目のものとして別に採り上げている。

というのも、このクレペリンの欲動者の概念は、そもそもは当時モノマニー Monomanie と呼ばれていた一群の衝動性の異常行動を、衝動症 impulsives Irresein（放火症、衝動的毒殺者、窃盗症、濫買、借金者などが含まれる）と欲動者（浪費者、徘徊者、渇酒症など）に分けて考察したものである。それは後にはシュナイダー(28)の気分易変型精神病質人 stimmungslabile Psychopathen へと繋がっていき、前には19世紀フランスで用いられた部分的狂気あるいは部分的妄想に付けられたエスキロール(4)の狂気（folie）の中の一類型に遡るものだが、こうしたヨーロッパ精神医学の歴史の流れを鑑みれば、収集狂が別項目として採り上げられたのは当然のことなのかもしれない。

収集癖をこの一群の衝動性の異常行動の一つとしてのみ限定して、collectionism として紹介している最近の成書もある。例えば『臨床精神医学講座』（2000）では、仲村(21)が、意思と欲動の障害の章の意欲障害の項目の中で、徘徊癖や濫買癖、賭博癖、窃盗癖、放火癖、渇酒癖と共に羅列して収集癖（collectionism）を示し、「抑制の低下した衝動行為」の一つとしてわずかに記載するにとどめており、濱田(5)（1994）も同様の観点から、収集癖（collectionism）を「衝動的な癖」の一つとして濫買癖や放火癖、病的賭博などと共に列挙し、「いわば心理的な嗜癖、耽溺的態度 suchtige Fehlhaltungen であり、人格障害とみなされることが多い」としている。

しかし中田(22)（1983）によれば、収集癖は病的なものとそうでないものに区別されることがあり、術語の collectionism の系列は前者で、collecting mania の系列は後者であるとした上で、「病的な収集癖では、有用性とは無関係にしばしば無選択に物を集め、集めた物が紛失しても気にしない場合が多い。精神薄弱、痴呆（アルツハイマー病やピック病）、躁病、退行期うつ病などにみられる」と記述しており、collectionism に前述の②に相当する解釈を与えている。

このcollectionismに対する両者の食い違いは、フランス語圏精神医学においてはcollectionnisme（収集症）とcollectionnomanie（収集癖）の区別がなされているのに対し、ドイツ語圏ではその区別は曖昧であり、特に前者を区別する時はkrankhafte Sammelsuchtと表現する場合が多いため、英語圏のcollectionismを定義する上での混乱が生じた結果かもしれない。この点、影山(8)（2001）はディートリヒ(3)（1968）を参考にしながら、collectionnismeを「物品の収集ないし保持の病的欲求で、……種々の状態によりさまざまな機構が存在する」と説明し、

「精神遅滞や痴呆などの知的機能の低下した状態で症状として出現すると、つまらない、価値の乏しい物をまったく無選択に集め続ける常同的行為として現れる。躁病の誇大妄想と結びつくと、つまらない物が貴重品として、妄想的に誤信された物が収集される。うつ病では強迫的性格や貧困妄想などと結びついて出現する」としており、collectionnomanieについては「趣味や愛好、好奇心や学問的探究心などから、芸術品、美術工芸品、貴重品、珍品、毛色の変わったものなど特定の価値基準や動機、目的に従って選別された物品を収集する多少とも強迫的で支配的な欲望にもとづく熱情が関与している」と述べ、2つの類型をより整理して紹介している。さらには「収集癖(症)はまた盗癖、乱買癖、フェティシズムなどとも合併しやすく、この場合スリルや虚栄心、性的満足が得られる特定のものが収集対象となる」とし、仲村や濱田がcollectionismとして盗癖や乱買癖と共に一括した収集行為を、どちらともとれる収集癖(症)という表現にとどめている。

以上の文献の内容を精神科診断学的に整理すると、明らかに病的とされる収集癖では、たいていの場合何らかの原疾患（知的障害、認知症、進行麻痺、統合失調症、感情障害）に伴うものとして記載されており、それ以外の特殊な欲求内容に基づく異常行動（盗癖、乱買癖、賭博癖、フェティシズムなど）に伴う収集行為は、原疾患に伴うものとは区別して書かれているということになる。そこで本稿では便宜上、収集癖全体を3つのカテゴリー、すなわち病的でないとされる

表1　収集癖の分類*

収集癖	
collecting mania …………	病的でないもの（狭義の収集癖） （ただし強迫性が強まる場合もある）
collectionism ……………	病的とされるもの（病的収集癖または収集症）
Ⅰ型 ……………	何らかの原疾患に伴うもの （例）知的障害、進行麻痺、認知症、躁病、うつ病、統合失調症（残遺状態） （神経症は通常含まれない）
Ⅱ型 ……………	特殊な異常行動に伴うもの （例）フェティシズム、窃盗癖、乱買癖、浪費癖、アニマル・ホーディング

＊この分類は，本稿において議論を進めやすいように便宜上整理した分類だが、実際には例えばフェティシズムを示す統合失調症に伴った収集行為というように、collectionism Ⅰ型とⅡ型がオーバーラップする場合もあると考えられる。また強迫神経症や強迫性パーソナリティ障害における、強迫的特徴の顕著な収集行為は、厳密にいえば“病的でないもの”とはいい難いが、本稿で後述する収集癖モデルの成立不全や“葛藤のなさ”を特徴とするcollectionismとはやはり質的に区別されるものとして、collecting maniaのスペクトルの範疇に属するものと思われる。

収集癖をcollecting mania、何らかの原疾患に伴う病的収集癖をcollectionism Ⅰ型、それ以外の特殊な異常行動に伴う病的収集癖をcollectionism Ⅱ型に分類し（表1参照）、特に区別をつけずに収集癖全体を示す時には単に収集癖と呼ぶことにする。

　しかし、こうして文献を概観しても、筆者には素朴な疑問が残る。それは、何を根拠として各々の収集行為を病的あるいは病的でないと判断しているのかということである。例えば、病的な場合には無価値で無選択なものを収集するといっても、その評価は収集行為者自身の評価ではなく、観察者側の評価に過ぎないのであって、本人にとってみれば価値があり、何らかの秩序を持った選択性があるのではないか。また収集癖が問題となるのは、収集物の選択性もさることながら、収集した物を有効利用できていないようであったり、その片付けが杜撰であったりする場合も多いのではないか。

これらのことを検討するために、まず、病的でないとされる収集癖（collecting mania）というものが、どのような心理的、あるいは行動的な特徴を備えたものなのかを把握し、その上で病的な収集癖（collectionism Ⅰ型およびⅡ型）といわれるものと対比して、どこに相違点があるのかを丁寧に吟味していく必要がある。そこで筆者は、次章においてcollecting maniaの身近な例として、筆者なりに行動心理的素描を行い、そこで得られた知見をもとに、もう一度病的な収集癖といわれるものを照らし出してみたい。

Ⅲ　collecting maniaの行動心理的特徴について

例えば私が切手を集めたくなったとした場合、まずは、なぜ集めたい物が他でもない切手なのかという、選択された欲求が私の中になくてはならないだろう。その欲求の発端が、封書に貼られていた記念切手に魅せられたからであれ、切手マニアの熱のこもった話を聞いてワクワクしたからであれ、将来価値が上がって得をすることがあると知らされたからであれ、何らかの形で切手というものに興味関心が湧いて、私の心の中に、今まで切手に抱いていた観念に、私なりの付加的な価値が加わり、〝切手を集めたい〟という気持ちが湧き上がることが前提である。

しかしこの、他でもない〝切手を集めたい〟とする私の強い欲求は、単に切手を入手するという行為の繰り返しを求めているものではなく、私が選んだ私の切手を、私が獲得して私が管理したいという、私の手の内で操作し得る内閉化された切手世界を持とうとする強い欲求でもある。この内閉化された切手世界というのは、すでにある、私を含めた現実の世界の中から、改めて個別的に私が選び取ったものを、私個人の秩序に従って再構築しようとする試みの場でもあると考えられる。

こうした切手収集にまつわる欲求や欲望の総体を、ここでは切手に対する《所有欲》と呼んで差し支えないだろう。だが、選び取るものがなぜ切手でなければいけないのかという選択の根拠を自問していっても、その契機や発端は推察されても、あるいは他の物と比較して切手の方が良いという相対的な差異は事後的に言表できたとしても、切手そのものを選択した私の欲求の根源を意識的につきとめることはできない。しかし私は手当たり次第にいろんな物を集めたいわけではなく、切手を集めたいと強く求めたことは厳然たる事実である。そこで筆者は、この、切手に対する選択された《所有欲》を、あえて《選択的所有欲》と名付けたい。

一方、私によって強く欲求されるようになった切手（対象）には、私の中でそれまで切手に付与していた価値観に、さらに私的な、個別的な価値が加わっていることになる。換言すれば、私の中に抱かれる、切手という対象の属性に変化が同時に起こっているのである。この属性の変化は、単に商品としての経済的価値が付与されたり、用途が広がったという意味での変化ではなく、私の切手世界の秩序化、体系化にとって、なくてはならない構成要素としての、あるいは私の手の内で自由に操作し得る、私に服従したものとしての属性が付与された変化なのである。そこでこの私（主体）と切手（対象）の両方に起こる同時的変化を筆者が明示したい時には、以下この現象を《選択的所有欲／対象属性の変化》と表記したい。

さて、切手に対する《選択的所有欲》を持つようになった私は、時々、切手関係の本を眺めたり、切手を売っている店に出向いたりして、切手を手に入れたいという思いを募らせる。そのうち資金的にも準備万端となると、私の中に、その切手を何にもまして、是が非でも入手するんだという気持ちの強い高まりが、それまでそこそこで並存していた様々な他の選択肢に対する欲求をはるかに圧倒し凌駕して出現してくる。そしてそれは、切手の獲得に向かって、かなり収束した目的達成への高揚感を伴って、私を切手販売店へと駆り立てる。筆者は、この時期の気持ちの高まりについて、それが切手収集という行為への衝動性が増強されつつある現象として、前出の

《選択的所有欲》とは区別して《欲動の増幅》と呼びたい（ただし《選択的所有欲》と《欲動の増幅》とは決して切り離された事態ではなく、連続した経過中にあるのだが、特に切手入手という行動への衝動のうねりが強まっている時期は、それまでの〃切手を集めたい〃とする欲求からははるかに目的達成に向けての意識の強まりを感じるため、あえて区別して表現した）。

そして、とうとう切手を手に入れることに成功した私は、獲得する直前の、幾分切迫した気持ちから、何ともいえない充実感や陶酔感、あるいはある種の安堵感さえ感じるのである。この、切手を入手する直前の緊張から、まさに切手を手にし、入手直後の弛緩した状態にいたる一連の心理的変化を伴う獲得行為を、本稿では《獲得》とする。

次に、望みの切手を手に入れた私は、それを大事に家に持ち帰り、一人切手を眺めては細部を点検したり本と照らし合わせ、その切手の価値を再評価したりして、しばしの満悦に浸る。切手を獲得した後にそのよさを味わう、この切手に対する行為は、字義通り《鑑賞》と表現して差し支えないだろう。ただし付言しておけば、この切手《鑑賞》は、まさに、前述した私の切手世界への耽溺の時間でもある。ここにおいて私は、私だけの所有物となった切手に、私の切手世界の中での美的な序列づけをしたり、希少価値の程度からランクづけをしたりして、切手世界の体系の中に組み込むのである。

《鑑賞》に満足した私は、大切な切手の宝庫であるところの秘蔵の切手帳に、新たなお宝の切手を丁寧に収納し、再び追加されたお宝でますます充実した私の切手帳を総閲覧したりしてから、大切に本棚の所定の場所にしまい込む。《鑑賞》後のこの切手に対する私の扱いは、単に獲得した結果として切手が貯まったという事実を表しているのではなく、後日使えるようにとっておくという貯蔵と、うまく保管しその円滑な働きが保たれるようにいつも気をつけるといった管理の側面を持っている。しかしこの、貯蔵や管理の意味合いも、例えば後々に切手を郵便の証票として使用しようと考えてのものではなく、むしろ私の切手世界の構成要素として手の内で入れておき、いつでも《鑑賞》できる体制を整えておくという意味合いや、私の切手世界が物理的に具現化されている証の確認作業といった意味合いを持つものである。このような心理的特徴を持った行為としての《鑑賞》後の貯蔵や管理を、本稿では《貯蔵管理》とする。

さてしばらくの期間、私は、思い出しては切手帳を眺め、満足してはまたしまい込むという《鑑賞》、《貯蔵管理》を繰り返しながら、比較的充実した日々を送るのだが、そのうち次第に、また別の新たな切手を手に入れたいとする欲求が湧き上がってくる。その思いは増幅され、私を駆り立て、獲得達成のピークを経て、またしばしの《鑑賞》や《貯蔵管理》という穏やかな時期を再び迎えるわけである。

つまり、この切手収集における行動心理的な特徴は、今まで述べてきたように、《選択的所有欲》―《欲動の増幅》―《獲得》―《鑑賞》―《貯蔵管理》という一連の過程を持つものであり、かつそれが決して一回限りのものではなく繰り返し長期的に反復される過程なのである。しかも獲得された諸々の切手が廃棄処分されることなく、他人はどうあれ、私にとってはとても大切なものとして積極的に蓄えられるからこそ、収集癖という事態が成立するのである。

こうして長年収集した私の切手コレクションは、本棚のかなりの部分を占領するようになり、その充実ぶりに我ながら満足感を抱いていたのだが、いつしか私は、以前ほどの切手収集に対する情熱を感じなくなり、ただ収集することと自体が目的であるかのように、収集行為のみが形だけ残って繰り返されているような自分に気付くようになる。嬉々としてしまい込んでいたはずの新たな切手も、ただ儀式的に切手帳に納められることの繰り返しとなっていく。大した価値のない切手から処分していこうかとも思うのだが、せっかく集めたのだし……と考え直したりして、結局膨大な切手帳は処分することができず、そのままほったらかしにされるようになる。しかしやがては切手を処分することへの抵抗もいつしか薄れ、場合によっては他の廃品と共に処分されたり、売りに出したりして手放すことになるわけである。

ここで筆者が描き出した切手収集の長期経過における変遷はほんの一例であって、例えば終生にわたって切手を収集し続ける場合もあるであろうし、情熱は失っても切手帳はずっと持ち続ける場合もあるであろう。しかし、筆者がここで指摘しておきたいことは、前述した切手収集における一連の過程の反復が、途中からは多少とも強迫的色彩を帯びてくる場合も往々にしてあるのではないか、ということである。つまり、切手世界への没入がもはや私にとっての欲望を満たすものではなくなり、切手に対する思いも色褪せているにもかかわらず、切手収集し続けることを悩みながらもなかなか止められないといった強迫的収集行為、処分すれば本棚のスペースが有効利用できるのは分かっていながら切手帳を手放せないといった強迫的観念が、行動心理的特徴の前景に見られ出すことがあるのではないか。

この点については、ザルツマン(26)が「何物も捨てたくないという不安のある強迫者の収集」について、「彼の収集は自分の欲求がつねに満たされるのを保証しようとする試みである。何かを捨てることはとりかえしのつかぬ行為であり、ある程度の危険をはらんだ行為なのである」と記述している。ただ筆者が描いてきた切手収集の場合は、何も捨てたくないという不安がまずあるのではなく、積極的に切手を集めたいとする所有欲が前景に見られていたものが、長期経過の中で強迫的色彩を帯びてきたものだという点でザルツマンの記述とやや異なるが、強迫的防衛の正常な利用として立ち現れてきたものとしては十分理解し得る。つまりこの変遷は、何らかの新たな欲望充足へと自らが向かう前段階として、不安が去来するうちは慣れ親しんだ安住の切手世界への執着があり、それが強迫性を帯びた準備段階となって、新たな世界へと軟着陸する過程なのではないかと考えられるのである。もっとも、ザルツマンのいう強迫的パーソナリティ構造や、笠原(10)のいう類強迫性格の特徴がもともと目立つ場合の収集癖では、早期より収集行為にも強迫的色

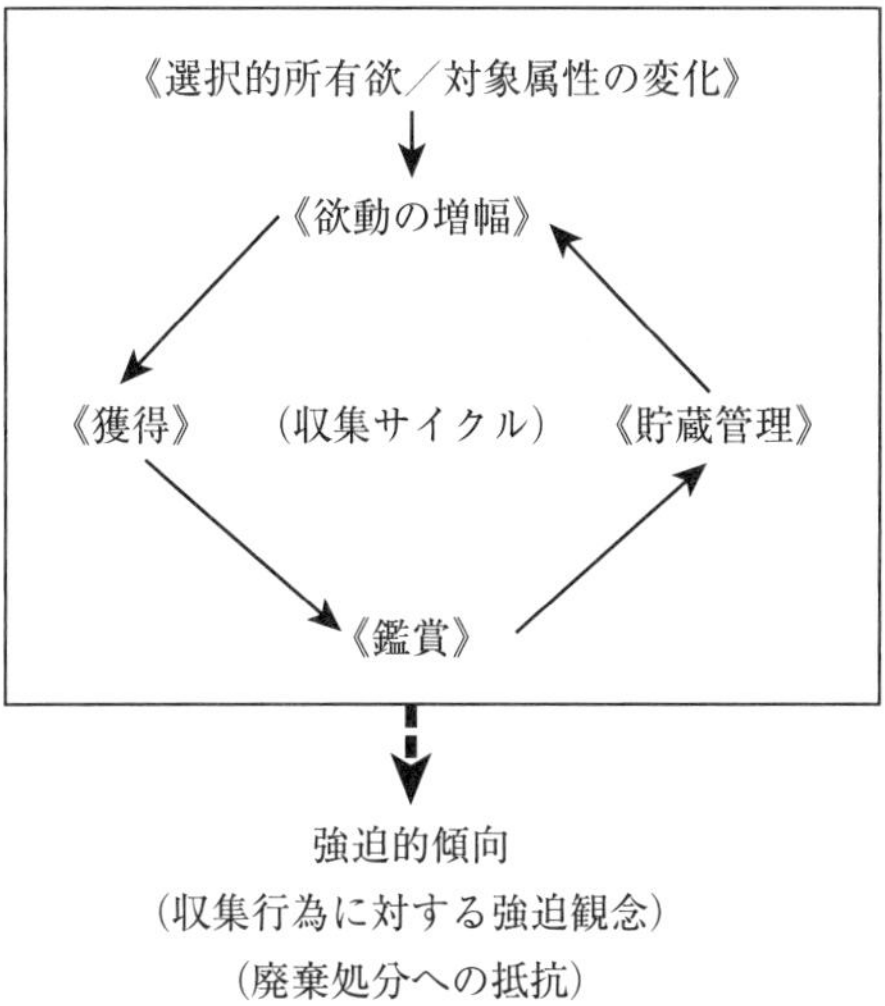

＊このモデルはcollecting maniaの収集行為の特徴をできる限り簡略化して描いたものである。したがって実線矢印は一方向のみではなく、例えば《貯蔵管理》から《鑑賞》に向かう場合も当然あり得る。また破線の太い矢印はある程度の時間的経過を表している。

図1　収集癖モデル（collecting maniaの場合）＊

彩が目立ってくると思われる。このように考えていくと、collecting maniaも、強迫性を軸としたスペクトル、つまりザルツマンのいう正常範囲内の強迫的行動〜強迫的パーソナリティ構造〜強迫神経症というスペクトルに対応した収集行為のスペクトルとして描き出すことができるかもしれない。

以上の切手収集にまつわる行動心理的特徴を踏まえて、便宜的に簡略化した収集癖モデルを描けば、図1のようになる。このモデルは、collecting maniaにおける切手以外の一般的な収集物に置き換えて検討してみても、おおよそ当てはまるものと考えられる。

Ⅳ　収集癖モデルからみたcollectionismⅡ型の特徴

では次に、Ⅱ章で分類したcollectionismⅡ型の収集癖について、前章で示した収集癖モデルと対比させながら検討してみる。前述したようにcollectionismⅡ型というのは、特殊な欲求内容に基づく異常行動に伴う収集行為であり、その異常行動にはフェティシズム（fetishism）や窃盗癖（kleptomania）、乱買癖（oniomania）などが挙げられている。

フェティシズムの病理性は、生命のない対象の使用に関する、強烈な性的に興奮する空想、性的衝動、または行動が反復することにある。[1] したがってフェティシズムに収集癖が伴う場合、収集癖モデルもやはり性的衝動に基づく《選択的所有欲／対象属性の変化》であると考えられる。収集対象の選択性は明瞭なのだが、その欲動は（所有欲もあるにせよ）、ヤスパースの階層的序列としては所有欲よりさらに深層の性的衝動に基づいたものであり、それゆえ収集される物の対象属性にも著しい偏奇がある。つまり収集物には何よりもフェティシズム行動の対象となるべき属性が備わっていなければならないわけである。そしてその対象物は、《鑑賞》段階において、フェティシュな性的衝動を満たす行動に不可欠なものとしてキャスティングされる。したがって通常のcollecting maniaでは《獲得》過程にみられたような陶酔感が、フェティシズムを伴うものでは《鑑賞》過程にこそ、それをはるかに圧倒する強さで認められることになる。しかし例えばフェティシズムの対象が女性下着であって、なおかつそれが新品ではなく普段確かに使用されているような洗濯物の下着に強い欲情を抱くなら、その人は下着窃盗も辞さないかもしれない。否、あるいは罪を犯すリスクを負いながらの下着の捕獲という行為そのものにも自罰的陶酔感を抱くなら、収集癖モデルの《獲得》の段階にも大きな力点が置かれていることになる。

窃盗癖の場合、それが精神障害として位置付けられる病理性の中心は、盗もうとするもの自体への《選択的所有欲》に関してでも、盗んだものの《貯蔵管理》に関してでもなく、ものを盗もうとする、抗し切れない衝動の反復性にあり、窃盗におよぶ直前の緊張の高まりと窃盗時の快感、満足、解放感を伴うことが大きな特徴とされる。[1] つまり収集癖モデルにおける《獲得》の病理が強調された事態なのである。したがって、窃盗で得られたものが結果的にたくさん貯まっていたとしても、それだけをもって収集癖における《貯蔵管理》とはいえない。しかし例えば盗品を、罪をかいくぐっての戦利品のごとく大切に保管し、時には愛でるといった場合には、《鑑賞》や《貯蔵管理》の過程を持った、収集癖モデルに符合してくることになる。

欲動の病的亢進が結果的に問題を招くという点では、購買欲動の亢進から不必要な目的のない物品を買い漁り、多大な借金を負うことも稀ではないとされる乱買癖に収集癖が伴うこともある。

しかし乱買癖は collectionism Ⅰ型にもみられる。すなわち躁病や進行麻痺の誇大妄想や多幸気分、統合失調症の残遺状態や器質性脳障害による人格変化、認知症などに伴って出現することがある。(9) だがこれらを除外したものとしての乱買癖には、例えば購買の目的が虚栄心の満足や享楽の追及に根ざしていると考えられる場合がある。この場合の購買欲は、物品そのものに対する所有欲というよりは、社会的価値感を持った金銭というものの使用による力の誇示や、羨望を得たいとする心性、またそれに見合った物品を手に入れたことによる優越感を感じたいとする欲望である。購買された物品に対する対象属性も、物品の持つ用途や利便性、美術性などの属性よりは、金銭的価値に還元された商品としての属性が強調されていると思われる。したがって収集癖モデルの《鑑賞》、《貯蔵管理》には一義的には力点が置かれないことになる。

《貯蔵管理》の段階で、動物愛護の観点からもよく問題にされるものとして、動物収集マニアの一部に見られる、アニマル・ホーディング（animal hoarding）がある。アニマル・ホーダーは、ペットを健康に飼育する人とは違い、動物を収集して貯蔵する（hoarding）ものの、適切に飼育せず、病気を放置したり、去勢避妊措置を取らなかったり、死体さえも貯め込んでいることがあるという。この場合、すでにホーダー達の動物に対する感性に、つまり収集癖モデルでいうところの《選択的所有欲／対象属性の変化》に、通常のペット愛好家とは質的に異なった愛護の欠落した要素が存在する。つまりアニマル・ホーダーの場合、動物に付与される属性には、同じ血の通った生き物として感情移入する要素が乏しく、主体の内閉的な欲望を満たす所有物としての、まるで都合のいい玩具のような属性に変化している。したがって動物は可愛がり育てるものとしての対象とはなり得ず、その結果が《貯蔵管理》の杜撰さとして露わになると考えられる（ちなみに、動物に対する〝愛玩〟や〝飼育〟という行為は、収集癖モデルにおける《鑑賞》や《貯蔵管理》に直ちに対応するものではない。しかし例えば切手を〝愛でる〟、〝大切に保管する〟という場合にも、動物に対する〝愛玩〟、〝飼育〟と通底するような、対象への感情移入、擬人化のメカニズムが多少とも働いているのではないかと筆者は考える）。

以上、collectionism Ⅱ型の収集行為やそれに関連深いことがらを、前出の収集癖モデルに対比させて一つずつ概観した。この各例に共通する特徴を簡潔にまとめると、収集癖を突き動かす根幹ともいうべき所有欲はあるとしても、それをはるかに凌駕するような、各々に特異的な強烈な欲動が起動力となっているため、収集癖モデルの各過程の中でも、その欲動を満たすための段階が特に強調され、同時に他の段階にはさほど力点が置かれないという、図式上の不均衡がみられるということになる。

V collectionism I型について

では次に、筆者が日常の精神科臨床でこれまで遭遇してきた、何らかの原疾患に収集癖を伴っていると思われる症例について、具体的にそのいくつかを紹介し、収集癖モデルとの比較も含めて、さらにその特徴につき詳細に検討を加えていきたい。なお症例の記述にあたっては、プライバシーを保護するため若干の改変を施したことをあらかじめお断りしておく。

(1) 症例呈示

❑症例A 統合失調症 65歳 男性

元来無口で内向的、対人交流が不得手であった。中学卒業後、実家の農業の手伝いをしていたが、20歳代後半より閉居がちになり、徐々に独語、易怒、不可解言動がみられ始めた。29歳頃からは奇異でまとまらない行動が目立っていたが、30歳時入水自殺を図った際に初めてT病院受診、初入院となった。以後現在にいたるまでの35年間に6回の入退院歴がある。

30~40歳前半の頃は、〝拝み屋〟からの指図を中心とする幻聴や被害妄想、させられ体験、足腰から背中にかけての体感幻覚などの訴えがみられていたが、40歳代後半からは緘黙自閉が目立つようになり、拒絶的傾向が強くなると蝋屈症様に姿勢、肢位を長時間保持していたり、昏迷を呈することが時々みられるようになった。

　この頃より病棟のごみ箱に捨ててある菓子袋や紙片、使い古しのタオル、牛乳パックなどを漁っては自室の床頭台の中に集めるようになった。集められたものは、鑑賞されるでもなくどんどん増えていくのであるが、時々その集めた様々なものを、厚着をした服の中やポケットの中に一杯詰め込んでいる時期があり、その時には、もともとは痩身の体の胴回りが、外見上異様に膨れ上がった状態になった。ほとんどの患者が薄着になる夏場に、この収集物の〝服の中への詰め込み〟が行われるといやが上にも目立つのだが、それには全く頓着していないかにみえた。収集物があまりにも増えると、それを捨てるようにとの看護スタッフの介入が入るが、廃棄には拳を振るうなど強い怒りをもって抵抗を示した。

　筆者が主治医として関わるようになったのはAが60歳の頃からだが、当時も〝少なくともここ数年間は患者の声を聞いたことがない〟と看護スタッフが嘆くほどの緘黙であり、医師の診察自体も過去3年間は強固に拒み続けているという状態であった。亜昏迷の時期に引き継いだ筆者が担当交替の挨拶もかねて訪室したところ、Aは不意を撃たれたように「あまり喋ってないもんで」と数年ぶりに発語をし、会釈をした。しかしその数日後には著しい昏迷に陥り、数週間の終日臥床を余儀なくされた。その後不定期ながら診察には応じるようになり、時々拒食をすることについては「青酸カリが入っています」、不眠の原因については「足の裏を熱くさせられる」とささやくような小声で答えるようになった。だがなぜいろんな物を集めるのかという問いには緘黙し続けていた。ただ、〝服の中への詰め込み〟の理由については「もっと太らな、力士ぐらい撥ね返さな……」と述べたことがある。

しかし約20年間続いたこの収集癖も、63歳を過ぎた頃より徐々に目立たなくなり、ごみ箱を漁る姿もみられなくなった。その代わりに、ごみ箱が一杯になると、それをポリ袋に回収してまわるという役割を現在も日に2回必ず続け、診察も毎週定期的に行えるようになっている。

❏症例B　統合失調症　64歳　男性……………………………………………………

幼少時はおとなしく、手のかからない子供であったという。高校2年生の頃より学業成績の低下が顕著になる一方で、自室に引きこもって哲学や宗教思想の本を読み耽ったり、難解な議論を家人にぶつけては一人怒ったりするようになった。高校卒業後、突然の家出をし、家族との連絡も途絶えていたが、途中までは各地を転々としながら日雇いの仕事に就いたりしていたようである。

家族との再会は43歳の時、遠方の離島から家族に連絡があり、廃屋に住み着いている独語の激しい垢だらけの本人を、両親が迎えに行った時である。帰郷後は一軒家に単身で暮らすようになったが、家中に様々な物（紙袋、包装紙、ペットボトル、カップ麺の食べた後の容器、新聞の切り抜き、捨ててある雑誌など）を捨てずに貯め込み続けるため、寝る場所もないほどになっていた。55歳からは姉宅に同居し、一室を与えられたが、やはり同様に物を部屋中に貯め込み、それは天井に届かんばかりの量に達するようになった。用便も時々自室内で済ませるため、部屋中がまさに〝悪臭とごみの山〟の状態であった。見かねた家人が再三注意したが、逆上して激怒するばかりであるため、結局往診の末、59歳時にT病院入院となった。

入院当初は、「家人が不当に自分の持ち物を処分しようとする」との強固な被害者意識に加えて、注釈を加える形の幻聴や迫害妄想を認めたが、それらは比較的早期に消退し、現在は無為自閉を中心とする陰性症状が残遺したまま経過している。収集行為については、病棟内での管理された生活の中での、限局されたものになっているが、やはりその片鱗は観察されている。彼の収集するものは、いったん自分の物として手に入れたもの、例えば吸い終わった後の煙草の紙箱や、飲んだ後の牛乳パック、紙袋、ボロボロになった下着類、かなり前に賞味期限の切れた菓子類などであり、それらを衣装ケースの中やベッドの下に無造作に突っ込んで、そのほとんどは放ったらかしのまま貯めているのだが、処分する時には強い抵抗を示すのである。古くなって使わないものは処分整理してはどうか、との提案には当然の如く難色を示し、その代わりに煙草の紙箱を開けて紙片にしたものの束をポケットから大事そうに取り出し、主治医に見せたことがある。その紙片には、毎日の、変わりばえのしない検温の数値と排便回数が小さな字でびっしりと書かれであり、「自分は特別の勉強をしたからこうなる。簡単にいえば日常生活の整理法。公共の生活の、一般社会上の効率化、それと再利用ということやな」と付け加えた。〝消費社会だからね。皆物をもっと大事にしないと？〟と返すと、したり顔で大きく頷いた。〝しかし見たところ煙草の紙以外では集めた物を効率よく使っているようでもないが？〟と問うと、憤慨して「秩序の維持！　それが再利用！　使うことではない」と緊迫した表情で答えたことがある。

❏症例C　統合失調症　50歳　女性

4人姉妹の次女として出生。元来内弁慶であったという。19歳の短大在学中に妄想気分、テレパシー体験、被害関係妄想にて発病しK病院受診、以後同病院に入退院を繰り返す。20歳代中頃より児戯的で無為自閉な傾向や滅裂思考が次第に目立ってきたが、その頃からノートに「神や宇宙に関するメッセージ」などを書き連ねるようになった。幻覚妄想が強固に持続するため、31歳からは退院にはいたらず、長期入院治療を余儀なくされている。

40歳頃より病状は幾分安定し、買物外出に出かけるようにもなったが、対人交流には乏しく、時間があれば自室にこもってノートに書きものをしているといった毎日を続けている。書かれたものは、以前は日本語の文としてある程度読むこともできたが、次第に何語ともつかぬ新作文字や記号の連なりに変遷していった。しかしCによれば、それは「宇宙を維持していくのになくてはならないメッセージ」であり、「黒魔術を使う悪魔の侵入を防ぐための、神からの白魔術の伝達」で、「自分は神に動かされているから自動書記ができる」とのことであった。

買物のたびに気に入ったノートや鉛筆、ボールペン、消しゴムなどの文房具を沢山購入してくるのだが、購入量がその使用消費状況に比べてはるかに多く、それをすでに書き終わったノートと共に大切に自分の床頭台内に入れ、余ったものはベッド周辺に徐々に積み上げるので、彼女の居場所は文房具の山のようになった。そのため時期を見て必要な分だけ手元に残すよう指導を受けたり、購入量を控えるよう諭されたりするのだが、「どうしても要るんです」「ないと困ります」といった抵抗を示し、相変わらず現在も筆記量からすればはるかに多めの文房具を購入しては貯め込み、時々渋々ながら指導を受けてそれを整理する、ということを繰り返している。なおCの幻覚妄想は、ノートへの記入と主治医への陳述で知られるのみであり、また入院生活の範囲内では、文房具の収集を除いては、幻覚妄想に左右された行動はほとんど認められなくなっていることを付言しておく。

❏症例D　頭部外傷後遺症　57歳　男性

牛乳販売店の長男として出生。社交的だが感情の起伏の激しい方であったという。有名私立大学（商学部）を卒業後、貿易会社に就職、24歳時に結婚し、一子をもうける。27歳で会社を退職し家業を継いだが、経営不振に加え派手好きなため、借金の末、40歳時に家業は倒産、まもなく離婚、その後簡易宿泊所で単身生活をしていた。

42歳時交通事故に遭い、前頭葉から側頭葉にかけての広範な硬膜外血腫と脳挫傷のため救急病院にて開頭術を受けた。しかしリハビリ目的での転院先で健忘、記銘力障害、判断能力の低下が目立つようになり、「今から大事な外資系の取引があるので出張させて下さい」といった作話や乱買も顕著なため、43歳時K病院入院となった。入院後現在にいたるまで、健忘の程度はほぼ横ばいで経過している。

さて、入院後の数年間は、新聞や雑誌に載っている通信販売を、気に入ればその金額にかかわらず手当たり次第に申し込んでしまい、次々に送られてくる品物や請求書にはほとんど興味を示さなかったり、注文したことすら忘れて「ああ、そうでしたか?」と平然としているため、その事後処理で家人やケースワーカーを困らせた。しかし、再三の注意や指導を繰り返しているうちに、本人の関心は次第に病棟内で手に入るもの、例えばシャンプーやリンス、テレフォンカード、菓子類、煙草などを収集することに移行していった。しかもそれらの多くは他患者からの盗品であり、かつそれをほとんど使用することもなく自室ベッド周辺に貯め込んでいるため、容易にそれらは発見され、盗品は元々の持ち主に返却され、古くなった菓子類は処分されていった。しかし、自ら集めた収集物がそういった形でなくなっていくことに何ら抵抗を示すわけでもなく、また盗んだ相手に謝罪するよう促しても「そういうことでしたら謝ります」とすんなり謝っておきながら、またしても新たな物を盗んだり拾ったりして貯えるということを繰り返した。

だが、作話も目立たなくなった55歳の頃からは収集量もめっきり減り、最近では、盗んだ煙草が2～3本床頭台の中に入っている程度であり、その日の作業療法のスケジュールを忘れていて、看護スタッフに声をかけられて従順に作業に参加する、といった物静かな療養生活を続けている。

□症例E　躁うつ病　48歳　女性

資産家の一人娘として生まれる。比較的高齢になってからの子供であることもあってか、父親は彼女を溺愛して育てた。学生の頃は几帳面、生真面目で、お嬢様の割には地味だとの友人評だった。私立女子高校での成績は中の上で、合唱部に所属していた。名門女子大（英文科）卒後、父親の経営する関連会社に就職。26歳時見合い結婚（夫は婿養子）をし、2子をもうけた。第2子出産後に軽い抑うつ状態を呈したが、自然寛解した。

34歳時の春、PTAの集会での対人関係に悩み、抑うつ気分、意欲減退がしばらく続いていたが、初夏頃より躁転し、ブランド物の洋服や靴、バッグ、アクセサリーなどを買い漁るようになった。整頓好きなはずの彼女が、次々に増えていくブランド品の片付けもせず、日夜派手な服装で外出する行動の変化に家族が困惑し、躁転より2カ月後にT病院初診、外来通院となった。多弁多動、多幸感、観念奔逸を認めたが、易怒的傾向はさほど顕著でもなかった。乱買傾向については「買い過ぎというのは認めるわよー。でも結構PTAの皆さん、主婦でもいいもの持ってるわよー、付き合いってものもあるでしょ、先生にも。ほら先生もいい時計してらっしゃるじゃなーい？」と高揚した調子で語っていた。躁病相は約3カ月で消退し、買い集めたブランド品は丁寧に収納し、散財したことへの羞恥を語りながらも、時々大事そうに取り出しては眺めたりしていた。36歳時、特に誘引なく2カ月間の軽うつ状態があり、38歳時にも1カ月の同状態がみられた後、家族での海外旅行の10日程前から躁転し始め、海外で多額のブランド品を購入した。帰国後もその勢いは衰えず、自宅のいくつかの部屋はその購入品で埋め尽くされるほどになったが、躁状態の改善と相関して購入量も減少した。

こうして、発病より現在にいたるまでに、躁病期とうつ病期を数回ずつ繰り返しているが、いずれも入院歴はなく、外来での薬物調整で何とか経過している。なお、ブランド品の収集については、躁病期に著しい収集が行われ、寛解期にはその鑑賞と貯蔵管理、うつ病期にはそのいずれも減退する、という特徴が比較的明瞭に観察されている。躁病期の散財で金銭的破綻を来たしていないのは、家にかなりの経済力があることが前提にあることはいうまでもない。

❏症例F　認知症　85歳　女性

農家の次女として出生。23歳時結婚、夫の工務店を手伝いながら、気丈に5子を育て上げた。精神科的既往は特にない。67歳時、夫に先立たれ、「淋しい」「心細い」と訴えていたが、長男宅への同居は断り、単身生活をするようになった。

その後徐々に記銘力障害、短期記憶障害、失見当識がみられ始め、70歳の頃より日中の徘徊がみられ出した。その際には、捨ててある空缶や空瓶、ペットボトルなどの〝入れ物〟になりそうなものを拾ってきては「もったいない」と自室内に取り込むようになった。また以前から動物好きではあったが、「可哀想だから」と、時々野良猫を拾ってきては自室内で飼うようになった。始めの数匹はある程度飼育されていたが次第に放任状態になり、十数匹になると餌や排便があたりに散乱して、そこに収集された空缶などが整理されずに無造作に置いてあるので、足の踏み場もなくなった。しかし、置き忘れた財布や眼鏡、入れ歯などについて、「嫁に盗られた」、「泥棒に入られた」などと訴え、家人でも容易に家の中に入らせようとしなくなったため、半ば放置された状態になっていた。

77歳時の夏、異臭に気づいた隣人からの連絡で家族がその家に踏み込むと、30匹以上の猫とごみの山積みの中に、数匹の腐乱した猫の死体が無造作に置かれていた。そしてそのすぐ横の小さなテーブルで、平然と食事を摂っている様子がうかがえた。さすがに家人も強硬に家の中を掃除し、いやがる本人を連れて近医受診、アルツハイマー型認知症の診断を受け、投薬が開始された。

しかし通院には拒絶的で、長男宅での同居もこばみ、デイサービスへの参加も「家を空けていると印鑑が盗まれる」との理由で参加せずじまいであった。また収集の方も再び同様の状態が再現され始め、さらに夜間徘徊、失禁も認めるため、在宅での介護困難との判断で、81歳時T病院を初診、即日入院となった。その後抗精神病薬の少量投与にて物盗られ妄想は消退し、約4カ月で退院、収集物へのこだわりも次第に薄らいでいったが、健忘や失見当識はその後もさらに進行していった。

83歳時、右大腿骨頸部骨折後は車椅子生活となり、現在は次男宅に同居、規則的な外来通院と、週2回のデイサービスへの参加を、特に拒否するでもなく続けるようになっている。

(2) 収集癖モデルからみた各症例の検討

前節では、原疾患に収集癖を伴っている症例（A～F）について具体的に呈示した。この6症例はいずれも臨床経過中に収集癖自体が病棟内や自宅、近隣で問題点として挙げられた事例である。したがって、収集癖はあるものの、それが軽度であったり、環境の中で事例として表面化していなかったり、趣味的範囲だとして着目されていないような症例はまだまだ多いと考えられる。また呈示した6例中3例は統合失調症であるが、それはそのまま収集癖の合併頻度を反映しているわけではなく、入院患者の多くが統合失調症である単科精神病院に勤務する筆者の臨床経験では、たまたまそうであったに過ぎない。

　さて、各症例における収集癖の特徴を中心に簡単にまとめたものが表2である。症例A、B、Cは共に慢性の統合失調症患者の症例であるが、症例A、Bと症例Cとでは、まず収集物の選択性に大きな違いがあるのが見てとれる。つまり、症例A、Bは、その種類に若干の違いはあるものの、2例ともに、すでに使われ、あるいは廃棄されていたような、もはや新たな価値の付与され難い、いわゆるごみ類の様々な収集であるのに対し、症例Cでは、収集対象が文房具に限定されている。また症例A、Bが収集物の片付けや保管に無関心であるのに対し、症例Cでは、それがベッド周辺に山積みされているとはいえ、使用済みのノートと未使用のノートが区分けされ、筆記類は筆記類で別にまとめて収納されるなど、ある程度の整理整頓がなされている。

　つまり、症例A、Bでは、Ⅲ章で述べたところの収集癖モデルと対比すると、まず外観的には《選択的所有欲》の段階での選択性に大きな相違があり、さらに《貯蔵管理》も成立していない。この点症例Cは、収集物への選択性もあり、《貯蔵管理》の片鱗もみられているため、収集癖モデルに符合したcollecting maniaに属するようにみえる。しかしながら、症例Cの文房具の収集をcollecting maniaとすることに筆者が釈然としないのは、収集物に対する《鑑賞》のなさである。すなわち症例Cは、収集された文房具自体をcollecting maniaのように趣味的に愛でている わけではなく（Ⅲ節の切手収集参照）、来るべき「宇宙からのメッセージ」を書き留め続けなければ

表2　収集癖を伴う症例（A～F）のまとめ

症例	収集物	選択性	鑑賞	貯蔵管理	廃棄への抵抗	特記事項	精神症状のまとめ
A 統合失調症 65歳男性	菓子袋、紙片、使い古しのタオル、牛乳パック（主としてごみ箱の中）	乏しい	乏しい	乏しい	強い	服の中への“詰め込み”	幻聴、被害妄想、体感幻覚、被影響体験、陰性症状
B 統合失調症 64歳男性	紙袋、包装紙、ペットボトル、新聞、雑誌、カップ麺の容器、煙草の紙箱、牛乳パック、菓子類	乏しい	乏しい	乏しい	強い	「再利用・効率化」などの独特な思弁	病的合理主義、迫害妄想、幻聴、陰性症状
C 統合失調症 50歳女性	ノート、鉛筆、ボールペン、消しゴム（購入）	あり（文具類）	乏しい	部分的にあり	やや強い	神からの“自動書記”	幻聴、超自然的妄想、両価性、させられ体験、陰性症状
D 頭部外傷後遺症 57歳男性	シャンプー、リンス、菓子類、煙草、テレフォンカード（多数は盗品）、かつては通信販売多数	やや乏しい	乏しい	乏しい	乏しい	窃盗、浪費	前頭葉症候群、健忘（固定的）
E 躁うつ病 48歳女性	ブランド物の洋服、靴、バッグ、アクセサリー（購入）	あり（ブランド品）	あり（寛解期）	あり（寛解期）	やや強い（うつ病期）	乱買（躁病期）	躁－うつ病相を繰り返す、収集は躁病期に一致
F 認知症 85歳女性	空缶、空瓶、ペットボトル、野良猫（主として拾得物）	あり→乏しい	あり→乏しい	あり→乏しい	強い	アニマル・ホーディング	物盗られ妄想、寂寥感、健忘（徐々に進行）

ならないとする切迫した観念がある故に、書き留め続けるための道具の過剰な貯蔵を続けざるを得ない事態であると推察されるのである。換言すれば、収集物そのものに対する《対象属性の変化》とは別に、それを収集しておかないと、自身の現存在に関わるほどの追い込まれた事情（病理性）が背景にすでに存在し、その対応策として過剰備蓄が行われているのである。つまりCにとっての毎日のノート記入とは、「悪魔の侵入」という被影響体験の絶えざる防衛としての「神からの伝達」の「自動書記」なのであり、ノートや鉛筆はとりあえず書記のための必需品に過ぎないのである。

この点に関していえば、症例AやBにもいくらか共通した事情がうかがえる。症例Aでは、縦断経過としてそれまで病的体験を活発に言表していたAが次第に緘黙となり、さらには緊張病性昏迷を呈することがみられだした後より、ごみ箱からの収集が顕著になり、同時に〝服の中への詰め込み〟が認められるようになっている。Aは自身の蝋屈症様症状に対する原因の述懐として、後日「拝み屋」を中心とする妄想的他者からの身体への被影響体験について陳述したことがあるが、この身体への侵襲と〝服の中への詰め込み〟には強い相関が考えられる。つまり、服の中に一杯詰め込んで、身体を「力士ぐらい」（見かけ上）太らせることで、妄想的他者からの侵襲を「撥ね返」そうとしていたのではないか。そして本人なりのこの対応策が、その後の昏迷の抑止につながり、被影響体験が軽減した初老期からは、それがごみの収集からごみの回収へと形骸化され、より適応した形の反復行為へと変遷していったと推察される。

また症例Bは、幻聴や迫害妄想との因果関係こそ明確ではないが、元来の哲学好きに加え、長年の放浪生活と自閉しながらの一人暮らしで培われたと思われる、本人なりの「日常生活の整理法」、「一般社会上の効率化」、「再利用」という、言葉上は極めて合理的な響きのある観念に揺るぎない確信を持っており、実際にはほとんど有効利用にはいたっていないガラクタ収集を正当化して譲らない。唯一このガラクタの中でごく一部利用し得ているように見えるものは、煙草の紙箱である。Bはそれを広げて紙片にしたものを集め、毎日の体温や排便回数を細かな字でびっしり書き込んでいる。それは滅多に大きな変動のしない数字の羅列なのだが、Bにとってはこの「整理法」が「社会に不可欠」なのだという。この、自己にではなく社会に不可欠だとする観念の確信性は、単なる個人的主義主張とは異なり、その観念の揺らぎが、守ってきた自閉の殻を砕くがごとき衝撃を来たすような、脆さを秘めた、追い込まれた確信性であり、自己の「整理法」の破綻こそが社会の秩序の崩壊を引き起こすかのような緊迫性を持っている。それは筆者が煙草の紙箱以外の収集物の「再利用」のなさを指摘した際に、Bが「秩序の維持！　それが再利用！」と憤慨したことと共通する。つまりBにとっては、ガラクタを貯め込んでそばに置いておくこと自体がすでに重要な「再利用」なのであって、その「再利用」ができなくなると（社会の）「秩序」が「維持」できなくなるような戦慄をはらんでいるのである。

このように、症例A、B、C各々の背景に存在する事情は、それを堅守しないと自己の現存在が危機に瀕するような、統合失調症にみられる精神病理として包括し得るが、しかしそれだけで彼らの収集癖を説明できているわけではない。つまり、実際には統合失調症に収集癖を伴う症例は一部なので、収集癖の伴わない症例との違いがどこにあるのかという疑問が残る。従来より、collectionismを伴う統合失調症は、統合失調症の中では残遺状態の患者にみられるとされており、[23]呈示した3例もそれには当てはまるが、しかし特に収集癖のみられない残遺状態の患者の方が筆者の臨床経験でははるかに多い。以前拙著[11][12]で紹介した破瓜型の症例も残遺状態は著しかったが収集癖は特にみられなかった。なるほど、陰性症状が顕著な症例では、部屋は乱れ、不潔、不衛生、ごみの処分も怠るといった無為好褥の事態はみられ、その点では症例AやBにおける《貯蔵管理》の悪さに似ている。しかし収集癖が成立するためには、収集という行為の前提が不可欠である。そのためには、収集せざるを得ない事情（病理性）と、収集へと向かう欲動が反復されるだけのエネルギー・ポテンシャルを必要とする。

以上のことを考慮すると、ある程度の慢性経過を有する統合失調症患者であって、なお病的体験も持続的であり、ある程度のエネルギー・ポテンシャルはまだ持っていて、収集（されるもの）の中にある種の病気に対する対応策（防衛策）を見いだした者が収集癖を呈するということになる。この点については松本[16][17]が、統合失調症と強迫症の関連を整理し、それらを3群に分けた中で、その一つに「統合失調症のシュープ後にあるいはシュープを繰り返すうちに強迫症状を呈してくる場合」を挙げているが、統合失調症の収集癖を広く強迫現象ととらえれば、この一群に符合するかもしれない。

さて、症例Dは頭部外傷（前頭葉から側頭葉にかけての硬膜外血腫と脳挫傷）後遺症の症例である。受傷後健忘と人格変化を来たし、通信販売の乱買の時期の後に、他患者からの盗みを中心とする生活用品などの収集が約10年間続いた症例である。Dの収集癖の大きな特徴は、とにかく目に入るもので気に入ったものがあれば、価格を問わず（通信販売の乱買）、罪悪感も持たずに（窃盗）、平然と《獲得》しようとするところであり、かつ収集物の《鑑賞》や《貯蔵管理》にも無関心なことである。それどころか収集したことを忘れていることも多く、窃盗に対して注意されてもそのこと自体の記憶が曖昧なので、内省は一向に深まらない。ただ眼前にある手に入れたい物への、《獲得》行為を常同的に繰り返しているようにみえる。Dの窃盗は、少なくとも観察される範囲においては、collectionism Ⅱ型で示した窃盗癖にみられるような、窃盗時の強い快感や解放感が伴った窃盗にはみえない。それは症候学的には抑制欠如であり、高等感情の低下、意志薄弱としか表現し得ないような《獲得》行為の反復にみえる。さらに他の5症例と明確に異なる点は、収集物の廃棄処分への抵抗のなさである。他の5症例では、その《貯蔵管理》は杜撰であっても、長年貯め続けた収集物の廃棄処分の促しには強い抵抗を示した。しかしながらDは、周囲の介入があれば、いともあっさりと収集物の片付けや処分に同意し、また何事もなかったかのように収集を始めていた。この葛藤のなさは、前頭葉症候群と健忘を基盤とした収集癖の特徴として理解すべきであろう。

症例Eは躁うつ病に伴う収集癖である。躁病期に著しいブランド品の購入・収集が行われ、寛解期には主としてその《鑑賞》・《貯蔵管理》、うつ病期にはそのいずれもが減退するという、病相にかなり一致した特徴を示す症例であり、この縦断経過における波は疾患特異的といって異論はないであろう。それとは別に、呈示した他の5例の収集癖と明らかに異なる点は（病相により程度に差はあるものの総合的に概観すれば）、まずブランド品という収集物への《選択的所有欲》が明確であり、《鑑賞》段階も存在し、《貯蔵管理》もなされ、寛解期には貯め過ぎた収集物に対する後悔と執着という葛藤もはっきりとうかがえる点である。そういった意味においては、症例Eは収集癖モデルの各項目を満たしており、collecting mania に極めて近いといえる。しかし収集行為が躁病期に凝集された形で再現されるという点からすれば、ある程度定常的な性癖として認識されている収集〝癖〟とは一線を画した、病態に規定された現象としてとらえるべきだと思われる。

症例Fは認知症（アルツハイマー型）にみられた収集癖である。配偶者との死別後一人暮らしになってから認知症症状が徐々に出現し、瓶や缶、ペットボトルといった〝入れ物〟として使えるものの収集と野良猫の収集が入院にいたるまでの約10年間続き、その途中からは物盗られ妄想が出現した症例である。老年期心性や死別反応、環境因子（独居）、家族との確執、そして認知症化と、様々な因子が収集癖を生みだしたとも考えられる。野良猫への「可哀想」という心性は、「淋しい」「心細い」という寂寥感、寄るべなさを持つFの、野良猫への投影的同一視とも思える。加えて、この症例の大きな特徴は、認知症化の進行につれて収集癖の様子にも変遷がみられた点である。認知症の軽度の段階では、〝入れ物〟とみなされるものへの《選択的所有欲》がみられ、それをきれいに洗っては台所のすみに集めるという《貯蔵管理》を示しており、また野良猫についても、餌を与え首に鈴を着けるなどして可愛がる（収集癖モデルでは《鑑賞》に当たる）様子がみられ、collecting maniaや動物マニアの様相をみせていた。しかし健忘や失見当識の進行、物盗られ妄想の活発化に伴い、次第にそれらは杜撰になり、収集物は散乱したまま山積みにされ、野良猫達は家の中で無関心に放置されたまま、なお獲得のみを繰り返すという《鑑賞》や《貯蔵管理》の破綻した収集行為へと変遷していった。そしてそれも、精神身体機能の衰えと相まって次第に薄らぎ、ついにはみられなくなったのである。

(3) collectionism Ⅰ型のまとめ

こうして具体的にcollectionism Ⅰ型の諸症例についての検討を重ねてみると、やはり各症例の収集癖には、それぞれの原疾患における病理性と深く関連した特徴の違いに加え、collectionismとして一括し得る共通点を有していることがわかる。

その共通点とは、つまり収集癖モデルにおける《選択的所有欲》―《欲動の増幅》―《獲得》―《鑑賞》―《貯蔵管理》という一連の過程の連鎖や統合性が破綻しており、《選択的所有欲》における選択性の拡散や、《鑑賞》、《貯蔵管理》の段階の成立不全、欠落がみられ、中間段階の《欲動の増幅》―《獲得》という部分的サイクルのみが、各疾患の病理性と結びついて反復されているということである。

また、長期的な縦断経過から各症例を概観すると、各々の収集癖は決して初めから存在するわけではなく、各々の原疾患が発病し、ある程度経過（慢性化）してから出現し始め、活発な持続期間を経て、原疾患の病状の落ち着き具合と呼応して、次第に不活発化、減衰していくこともわかった（特に症例A、B、D）。症例Fでは、臨床経過中に認知症化とともにcollecting maniaからcollectionismに変遷し、さらにはcollectionismも認めなくなっており、収集癖の質的推移を考えていく上でも示唆に富む症例であった。症例C、Eについては、現時点では収集行為は活発といえるが、他症例と比較すると年齢的にも若く、今後の経過観察を待つべきであろう。

このcollectionism I型について、さらにcollecting maniaと大きく異なる特徴として指摘しておきたい点は、自らの収集行為そのものに対する〝葛藤のなさ〟である。通常のcollecting maniaの場合、自らの収集行為は、それが他人とは異なる癖としての認識をいくらかは持っており、それのために日常生活に支障を来たしたり、世間から逸脱したりしないように自己調整しながら、いわば〝葛藤〟を繰り返しながら収集を続けている。場合によっては、収集に費やされた労力や費用について後悔したり、貯まり過ぎた収集物を処分できずに悩みながらも収集を続けるという、自己矛盾の中に身を置き、内省しながらもそこに留まり続けるからこそcollecting maniaは多少とも強迫性を帯びた現象として私達に認識されるわけである。この収集物とその獲得貯蔵行為への執着は、時に強迫観念や強迫行為として臨床場面でみられることはⅢ章でも触れたが、例えば筆者の知る強迫性パーソナリティ障害の中年男性は、テレビの映画やスポーツ番組を録画して収集し、休日に鑑賞することを趣味としていた。しかし途中からは録画したテープを揃えることばかりに追われて、膨大な数の録画テープに囲まれながら、そのほんの一部も鑑賞できないことの無意味さも自覚しつつ、なお録画して集め続けなければならないという強迫観念に囚われ、録画テープの収集を繰り返すという強迫行為に悩んでいた。

しかしながら、本稿の諸症例における収集癖には、収集行為そのものに対しては後悔、悩み、内省には極めて乏しく、いわば自己の収集行為に対する〝葛藤のなさ〟が目立つ（症例Eの場合、寛解期に葛藤が見られることは前述したが、やはり収集行為の集中する躁病期には葛藤は著しく薄れ、かわりに圧倒的な欲動の亢進が前景にみられるようになる）。それどころか、本人の収集行為が他者にはどれほど非常識な行為にうつっており、他者にどれだけ迷惑をかけているかということにも無関心である。彼らの収集行為は、それへの葛藤が意識化されずかつ他者配慮の余地もない、自己完結的で非内省的な、欲動に突き動かされた常同的行為にみえる。そしてその欲動を湧き立たせるものは、各々の疾患の病理的経過の中にあるのだが、それは強迫という症候学的位置付けには当たらない、収集行為自体に対する〝葛藤のなさ〟という共通項で括り得る病理的現象なのである。

だがここで新たな疑問が湧き上がる。というのは、収集行為自体には葛藤がみられないとしても、特に統合失調症の場合の、収集行為を自己の現存在の危機の防衛策としているような緊迫した事態を考えたときに、上記の〝葛藤のなさ〟という説明ではとらえきれていない特徴があるのではないか。それは統合失調症以外の、他のcollectionism Ⅰ型の特徴とは著しく異なる特異性を持ったものであると考えられるのである。次下、その点につき考察を加えてみたい。

Ⅵ　統合失調症における収集癖の特異性

前節において検討したように、統合失調症に伴う収集癖の背景の各々には、それを堅守しないと自己の現存在が危機に瀕するような事情がみられた。すなわち、症例Aでは身体への被影響体験に対する対応策としての〝服の中への詰め込み〟が、症例Bでは社会の「秩序」を維持するための、独自の「整理法」や「再利用」という思弁への固着が、症例Cでは「悪魔の侵入」という被影響体験の絶えざる防衛としての「神からの伝達」の「自動書記」が観察されたわけである。

症例Aの収集物の〝服の中への詰め込み〟については、松本[15]の示唆に富む陳述が想起される。松本は、所有物への執着をみせる統合失調症末期患者と強迫症者に共通する一つの特徴として「所有」の病理を挙げ、「そこには、存在（あること）から所有（持つこと）への変遷をみるべきであろう。あるいは、存在を所有によって補填する様式というべきかもしれない」とし、「身体であること」から「身体を持つこと」への変遷が、「流動すること」の喪失あるいは拒否と読みとるべきものであり、是が非でもそうしなければ、存在そのものが脆くなっているのだと指摘している。Aの〝服の中への詰め込み〟は、まさに「身体を持つこと」への変遷を象徴的に示している。

また、症例Bにおける独特の思弁への固着には、ミンコフスキー[18]のいう「分裂病的態度（attitudes schizophréniques）」の特徴としての、抽象性かつ非実践性、不生産性、固定性、不動性がみてとれる。ミンコフスキーは、元来生命は瞬間ごとにかかる合理的因子をこえるものであって、もし論理的、数学的なるものを永続的かつ絶対的に生命に適応しようとするならば、必ず迷誤に陥るのだが、統合失調症者では運動と持続とを同化する能力を失う結果、ただ合理的、幾何学的因子のみをもって自己の行動を律するとして、それを「病的合理主義と病的幾何学主義（Rationalisme et géométrisme morbides）」と名付けたが、Bにみられる「整理法」「再利用」「効率化」という一見合理的に聞こえる観念は、少しも実践的なガラクタ収集の整理やリサイクル、効率化を伴ってはいない点で、極めて「病的合理主義」的といえる。

さらに症例Cでは、「悪魔」対「神」という対極的なものの戦いの場としての妄想的宇宙の中で、「悪魔」からの侵入という被影響体験を、「神」に動かされた「自動書記」というさせられ体験によって防ごうとしている。この事態は、ブロイラー(2)が統合失調症の基本症状の一つとして提唱した「両価性（Ambivalenz）」というものが、妄想体系の骨子として、「悪魔」対「神」という図式でとらえられたものとして把握されるのみならず、その両価的対立項のいずれもが、シュナイダー(27)の一級症状としての、被影響体験あるいはさせられ体験に支えられているという病理構造を持っているのである。連合能力の衰弱のために、物事のさまざまな側面を一つにまとめて考えることができないために生じた「両価性」を、両極の妄想性他者からの影響でもってしか支えられない自我というものがいかに脆弱であるかは、いうまでもないことであろう。

以上のように、統合失調症においては、自己の現存在の危機的葛藤状況に対する対応策や防衛手段として収集癖が考えられる。それは、collecting mania における《鑑賞》や《貯蔵管理》といった、趣味的なあるいは社会的な価値の実現などといったものとは著しく異なる、むしろ対極に位置するような収集の仕方なのである。例えばブロイラー(2)は、統合失調症者の強迫・途絶症状の出現を、ある重要なコンプレックスの逢着としているが、松本(17)はその見解を踏襲しながら、一般の強迫症者が多く示すような「貯め込み」と常同行為の顕著な慢性統合失調症者の一例を紹介し、統合失調症の常同と呼ばれるものがけっして無関心な態度ではなく、外見からは窺い知れない葛藤・緊張状態をはらんでいることに言及している。このことを筆者なりに厳密にいい直せば、統合失調症の収集行為に対する無関心な態度はあるのだが、それは collecting mania であれば当然示すべき《選択的所有欲》にみられる選択性や、《鑑賞》、《貯蔵管理》に対する関心のなさ・葛藤のなさを反映した態度のことであり、一方、外見からは窺い知れない葛藤・緊張状態とは、統合失調症に特異的な、自己の現存在の危機的葛藤状況のことを示しているということになる。

最後に、収集癖モデルの起始ともいえる《選択的所有欲／対象属性の変化》が、統合失調症における収集癖ではどういった変貌を遂げているのかについて若干考察しておきたい。前述したように、collecting mania における《所有欲》とは、私の手の内で操作し得る内在化された私だけの収集物の世界を持とうとする強い欲求であり、その内的世界は私個人の秩序に従って再構築しようとする試みの場でもあった。そしてすでにある現実の世界から選ばれた収集物の《対象属性の変化》は、この内的世界の秩序化、体系化にとって不可欠な構成要素としての、私に服従したものとしての属性が付与された変化であった。

だが、こうした《所有欲》が健全に機能するためには、外的世界の現実（real）と自我とのア・プリオリな区別がなされていなければならない。なぜならばその区別が曖昧であっては、外的世界から隔絶されたものとしての、私だけの、安心できる収集物の世界には耽溺できないからである。しかし本稿で呈示した統合失調症の諸症例における自己の現存在の危機的状況に瀕した事情では、この区別は極めて不安定なものになっており、外的世界（妄想的他者）からの被影響体険や侵襲に絶えず晒されているのである。したがって松本のいう「存在を所有によって補填する」ことの統合失調症の収集行為における意味は、何よりもまず、この区別を安定化させることにあり、それはつまり危機的な自己の現存在を、物の「所有」というプロセスの反復によって絶えず再構築し、維持し続けていくということなのである。統合失調症の収集癖における収集物は、いうなればこうした防衛手段の担い手としての、不可避的な《対象属性の変化》を被っているのである。

ここで統合失調症における物の「所有」に関してぜひ検討しておきたい論点がある。それは、かつて長井[20]が論じた〝物の「すりかわり」体験〟についてである。長井はこの妄想体険を、人物ではなく物が対象として選ばれた「替玉妄想」（illusion des sosieas）とみなし、その特徴を対象の「自己所有性」の不成立と考えた。この論稿の中で長井は、具体的症例の一つとして「ネガティヴな替玉」（sosies négatifs）と「ポジティヴな替玉」（sosies positives）の二形式[29]の物の「すりかわり」体験の両方を示す統合失調症の症例を挙げ、前者を所有物の自己所属性および同一性の否認、後者を他人の所有物に対する妄想的な自己所属性の付与として解釈している。しかし筆者がこの症例において着目したいのは、この症例記述の中に、上記の「すりかわり」体験とは別に、テトラパックの牛乳やお菓子などの空袋の収集癖もみられたことである。長井は、この収集癖に関しては「いささかフェティシズム的色彩を帯びた物への執着傾向あるいは『移行対象』への愛着傾向のあらわれ」とみなすに留めており、この収集癖を論旨の中心にはすえていない。しかしなぜテトラパックの牛乳やお菓子などの空袋には「すりかわり」体験がみられていないのか、ということは大きな論点だと思われる。

筆者は、この「ネガティヴな替玉」にも「ポジティヴな替玉」にもなり得ない、そして通常ならゴミとして廃棄処分されるはずの物への収集にこそ、妄想として析出されないような、統合失調症における「所有」の病理が隠されていると考える。つまり、自己の「所有」とも他者の「所有」ともみなされないような、いったんは所属性を失った無名的な物においてこそ、彼らの「自己所有性」が発揮され得るのである。この事態は、自己と他者、自己と物、他者と物の各々のあいだにおける有意味性の不成立の中で、なんとか無名的な物との間主観性を取り戻そうとする、きわめて苦渋に満ちた統合失調症者の試みなのだと考えられる。

collecting mania における収集物の《対象属性の変化》を、内的世界の中で私に構築されるものとしての属性の変化とすれば、統合失調症のcollectionismにおけるそれは、外的世界に向けて私を構築するものとしての属性の変化という対極の関係にある。そして統合失調症における収集行為の原動力となっているものは、自己の存在を所有で補填せざるを得ないような、現存在の危機的状況における自己保存の欲動（Selbsterhaltungstrieb）とでも表現すべきものなのかもしれない。

Ⅶ　おわりに

本稿においては、まず収集癖についての文献的展望を示した後で、収集癖を便宜上collecting mania、collectionism Ⅰ型、collectionism Ⅱ型の３つに分類した。次にcollecting maniaについての素朴な洞察から得られた収集癖モデルをもとに、collecting maniaとcollectionism Ⅰ型、Ⅱ型の違いについての考察を行った上で、さらにcollectionism Ⅰ型の中でも特異的だと考えられる統合失調症にみられる収集癖の特徴につき若干の考察を加えた。今回は治療論にふれることができなかったが、収集癖を伴う症例の場合、それが原疾患の診断基準とはなり得ないとしても、その収集行為にはどのような病理性が隠されているのかを洞察していくことは大変重要なことである。またその洞察から、逆に原疾患自体の病理性を改めて照射し直し、それをもとに収集癖にも焦点を当てた臨床的関与を続けながら、治療の糸口を模索することが大切だと筆者は考えている。

この拙著が、臨床場面で収集癖を伴う症例を検討していく際の一助になれば幸いである。

文献

(1) American Psychiatric Association: Diagnostic and statistical manual of mental disorders, 4th ed. text revision. American Psychiatric Association, Washington, D.C., 2000.（高橋三郎、大野裕、染矢俊幸訳『精神疾患の診断・統計マニュアル』医学書院、東京、２００２）

(2) Bleuler, E.: Dementia Praecox oder Gruppe der Schizophrenien. Franz Deuticke, Leipzig und Wien, 1911.（飯田眞、下坂幸三、保崎秀夫、安永浩訳『早発性痴呆または精神分裂病群』医学書院、東京、１９７４）

(3) Dietrich, H.: Üer Sammelsucht (Kollektionismus, Collectors Mania). Nervenarzt 39(6); 271-274, 1968.

(4) Esquirol, E.: des Maladies mentales. J. B. Bailliére (chez), Libraire de l'académie royale de medicine, Paris, 1838.（reprint in Classics in Psychiatry. Eric, T. (ed.), Carlson Arno Press, New York, 1976)

(5) 濱田秀伯『精神症候学 初版』弘文堂、東京、１９９６

(6) Jaspers, K.: Allgemaine Psychopathologie. 5, Aufl., Springer Verlag, Berlin u. Heidelberg, 1948.

(7) Jaspers, K.: Allgemaine Psychopathologie. 1948.（内村祐之、西丸四方、島崎俊樹、岡田敬蔵訳『精神病理学総論 中巻』岩波書店、東京、１９６１）

(8) 影山任佐「収集症〔収集癖〕」加藤正明・保崎秀夫・笠原嘉他編『縮刷版 精神医学事典』弘文堂、東京、341頁、2001
(9) 影山任佐「乱買癖」加藤正明・保崎秀夫・笠原嘉他編『縮刷版 精神医学事典』弘文堂、東京、803頁、2001
(10) 笠原嘉「青年期精神医学の現状と展望」『臨床精神医学』9、981―991頁、1980
(11) 菊池慎一「軽躁患者との『共生生活』を契機に荒廃像の改善がみられた慢性分裂病の2症例」『精神科治療学』8、705―712頁、1993（本書所収）
(12) 菊池慎一「語らない破瓜病者が書いたもの―その精神病理的特徴と治療的関与について―」『精神科治療学』13、1257―1264頁、1998（本書所収）
(13) Kraepelin, E.: Psychiatrie. Ein Lehrbuch für Studierende und Ärzte. Unveränderter Abdruck der Achte Auflage. Leipzig, 1909, 1910.（西丸四方、遠藤みどり訳『精神医学総論』みすず書房、東京、1994）
(14) Kraepelin, E.: Psychiatrie. Ein Lehrbuch fur Studierende und Arzte. Achte vollstandig umgearbeitete Auflage. Leipzig, 1915.（遠藤みどり、稲浪正充訳『強迫神経症』みすず書房、東京、1989）
(15) 松本雅彦「精神分裂病と強迫―慢性分裂病者にみられる常同・強迫・途絶症状の意味」高橋俊彦編『分裂病の精神病理15』、東大出版会、東京、147―172頁、1986
(16) 松本雅彦「精神分裂病と強迫症との関連について―主として文献的考察を中心にして」『精神科治療学』7、12、1201―1211頁、1992
(17) 松本雅彦「精神分裂病と強迫」牛島定信編『強迫の精神病理と治療』金剛出版、東京、63―76頁、1997

⒅ Minkowski, E.: La Schizophrénie. Psychopathologie des schizoides et des schizophrènes. Nouvelle édition. Paris, 1953.（村上仁訳『精神分裂病—分裂性性格者及び精神分裂病者の精神病理学 改訂』みすず書房、東京、１９８８）

⒆ 村上仁（監修者代表）『精神医学 第３版』医学書院、東京、１９７６

⒇ 長井真理『内省の構造—精神病理学的考察—』岩波書店、東京、１９９１

(21) 仲村禎夫「意志と欲動の障害　A 総論的事項」松下正明総編集『臨床精神医学講座１　精神症候と疾患分類・疫学』中山書店、東京、167–173頁、２０００

(22) 中田修「収集癖」加藤正明・保崎秀夫・笠原嘉他編『精神医学事典 初版』弘文堂、東京、286頁、１９８３

(23) 西丸四方編『臨床精神医学辞典』南山堂、東京、１９７９

(24) 小川鼎三、懸田克躬、比企能達他編『医学大辞典 第18版』南山堂、東京、２００１

(25) 大原貢「精神運動障害」『現代精神医学大系　３A 精神症状学ⅠC』中山書店、東京、385–418頁、１９８２

(26) Salzman, L.: The Obsessive Personality. Jason Aronson, New York, 1968.（成田善弘、笠原嘉訳『強迫パーソナリティ』みすず書房、東京、１９８５）

(27) Schneider, K.: Klinische Psychopathologie. Georg Thieme Verlag, Stuttgart, 1950.（平井静也、鹿子木敏範訳『臨床精神病理学』文光堂、東京、１９５７）

(28) Schneider, K.: Die Psychopathischen Persönlichkeiten. Franz Deuticke, Wien, 1923/50.（懸田克躬、鰭崎徹訳『精神病質人格』みすず書房、東京、１９５４）

(29) Vié, J.: Un trouble de l'identification des personnes. L'illusion des sosies. Ann. méd-psychol., 88; 214-237,

1930.
(30) WHO: The ICD-10 Classification of Mental and Behavioural Disorders. Clinical descriptions and diagnostic guidelines. WHO, Genova, 1992.（融道男、中根允文、小見山実監訳『ＩＣＤ-10 精神および行動の障害—臨床記述と診断ガイドライン—』医学書院、東京、１９９３）

（『臨床精神病理』第24巻第3号、205–225頁、２００６）

草野球と統合失調症臨床

I　草野球におけるアクチュアリティ

たまの日曜日に、筆者は時々草野球の試合にでかける。

遠近両用メガネをかけて、ファーストを守る。監督を兼任しているが采配を振るうわけではなく、試合中のサインも特に決まっていない。バントやヒット・エンド・ラン、盗塁などは、その時々の選手間のあうんの呼吸でやるというのが我がチームの戦略である。選手全員が集まって練習する機会も滅多にないので、守備での中継プレーも野手まかせである。通算勝率は5割を少し越える程度だが、それくらいの方が勝ったり負けたりと勝負事としては丁度楽しめるのだと自讃している。筆者も含め野球経験者は少なくないが、その腕前や年齢にはばらつきがある。数年前このチームに誘ってくれたのは、病棟で共に働く男性看護師達であった。

趣味のスポーツとはいえ、試合中は誰もが不思議なほど真剣そのものである。私も自身の凡打をかき消さんばかりの掛け声をかける。腹を突き出しては走り、投げ、打つ。勝利のためだけではない。筋書きのないドラマは「熱闘甲子園」でなくとも生まれるのである。さまざまなプレーが次のプレーを生み、試合の流れを作る。チームは一丸となる。言葉にするといささか照れるが「フォア・ザ・チーム」の思いが湧き上がる。いやそれだけではない。白熱した試合では、筆者の自己意識は知らず知らずに遠のき、味方チームはいうまでもなく相手チームや審判とも渾然一体となる。この時間にこのフィールドで、この草野球の試合に自分が溶け込んだような、そんなアクチュアリティがそこにはある。そして試合に勝利した瞬間、筆者はチームとして「我を忘れて」歓喜している。この時の筆者は、チームの中で「自他未分」、あるいは「自他合一」とでもいった体験に酔いしれている。

それは筆者だけではなく、チームの選手ひとりひとりに共通した感触に相違ない。しかしこの共通の感触は、個人個人がばらばらに抱けるものではない。それはかつて木村[11]が論述したような、間主観的な「生き生きとした現在」にある。木村は合奏音楽の場合を例示し、「わたしと他者とがなんらかの実践的・行為的な相互関係に立つ場合には、わたしにとっての現在のアクチュアリティと他者にとっての現在のアクチュアリティが共通の一つの現在のアクチュアリティへと融合する」と述べた。そして「このわたしのものでも他者のものでもない匿名的な現在のアクチュアリティが、わたしの行為的な世界体験と他者の行為的な世界体験とをともに構成するものとなる」

のであり、「各個人の『生き生きとした現在』は全員に共通の――『間主観的』な――『生き生きとした現在』に主体の座を譲り渡す」と論じた。それは音楽の合奏に限らず、草野球の試合中にもみられる。

Ⅱ　草野球仲間でもある看護師達との「つうかあ」の関係

この草野球における歓喜の場は、筆者にとって非日常的な、ハレの舞台といえる。日曜日を除く筆者の日常の多くは精神科臨床に費やされるが、このハレの舞台を共有する草野球仲間が病棟で共に働く看護師達の中にいることは、筆者に大きな安心感を抱かせる。病棟に入り、診察を始める少し前に「この前はお疲れ」といった一言を交わすだけで、筆者はたちまち先日の試合中の「生き生きとした現在」を思い出し、気持ちがほぐれる。気持ちがほぐれた状態で診察に向かえることは有難い。

臨床現場では様々な局面が立ち現れるが、草野球仲間である彼らとは疎通がとれやすい。それを一言で表現すれば、「つうかあ」の関係といえるかもしれない。つまり、患者の些細な病状変化を機敏に察知した彼らの気づきを、遅滞なく筆者が診療に生かしたり、診察時の患者との談話から、筆者がどのような治療の方向性を描いているのかを彼らがうまく汲み取り、看護につなげる。この時筆者と彼らとのあいだに、多くの言葉はいらない。（もちろんこうした関係は、草野球仲間ではないスタッフとのあいだにも存在する。しかし草野球での交流が、職場での対人関係における体裁や立場、駆け引きといったものの多くを取り払ってくれていることは確かである。）

こうした草野球仲間との「つうかあ」の関係は、「なあなあ」の関係とは似て非なるものである。それは草野球の試合中でも同様である。暗黙の了解であるあうんの呼吸は、「つうかあ」の関係性から生じる。ひとつの球の行方に、全選手が全神経を集中させる。ひとつの研ぎ澄まされたプレーが、次のファインプレーを生み、「フォア・ザ・チーム」の思いをのせて好試合が展開されていく。それが心地良い。しかし「なあなあ」の関係ではファインプレーは生じ難く、気の抜けた試合となる。これは臨床にも通ずることだろう。「つうかあ」の関係では、ひとつひとつの症例にスタッフ全体の神経が注がれる。いわば「フォア・ザ・ペイシャント」の思いで一体となる。その際、予想以上の治療効果が生まれる場合もある。ところが「なあなあ」の関係では、スタッフ間の対人関係や利害関係に重点が置かれ、患者への細やかな配慮や気づきは疎かとなりがちである。

Ⅲ　統合失調症患者の「タイミングのとれなさ」とは

草野球や職場にみられるあうんの呼吸や「つうかあ」の関係といったものは、いわば対人関係における、ＴＰＯに合った機微の妙を示したものだが、それをもう少し時間軸に沿った表現にすれば、タイミングの妙といえるだろう。翻って精神科臨床は患者と呼吸を合わせながら、いかにタイミングよく関与していくかが問われるものだが、統合失調症患者との診察場面では、筆者の方が予想外のタイミングを患者に感じることがある。

例えば、診察中のそれまでの談話の妄想的文脈、病的体験の陳述の流れからすれば、明らかに唐突といえるタイミングで一言「最近たばこ吸わんね」とか「コーヒーもろた？」と筆者に述べる妄想型統合失調症患者がいる。それは慢性患者に多い。筆者はその言葉に不意を突かれながらも、気持ちをほぐされる。この時筆者が感じる統合失調症患者との関係性は、もちろん上述したような「つうかあ」の関係ではなく、「なあなあ」の関係とも異なる。

それはまず少なくとも筆者自身が、患者の言葉に「唐突」で「不意打ち」的な感覚を抱いたことによる。つまりそこには、まさにジャストタイミングで痒い所に手の届くような、機を見るに敏な「つうかあ」における呼応関係がない。談話の流れからすれば、多分こう答えるであろうとする筆者の予想範囲を大きく外れて、その言葉は忽然と現れ、筆者に肩透かし感を抱かせる。しかし一瞬の時差をもって筆者は、その言葉に別の、あるいはもっと奥にある痒い所を掻いてもらって気持ちをほぐされたように感ずるのである。しかしそこには、「なあなあ」の関係にみられる、予めもたれあうことを暗黙の了解としているような、馴れ合いの相互関係は成立していない。

こうした統合失調症患者から受ける疎通性の印象について考える上で、木村[11]の「タイミングがうまくとれない」と訴える患者にまつわる現象学的洞察が参考になる。木村によれば、タイミングとは「純粋に行為の場面で生じるもの」であり、「相手とタイミングを合わせることによって『自己』の行為主体が維持され、『自我の生動性』が間主観的な『生き生きした現在』の構成に参加でき、こうして自己と世界との界面現象として時間の流れが生み出されることになる」という。そしてタイミングをとることができないかぎり、「全体をノエシス的に捉えることもできない」のであり、そこに患者における「自己の自己性」の統合失調症的な成立不全の表れをみている。先に筆者が述べた統合失調症患者達は、自身の「タイミングのとれなさ」を内省的に訴えることもない。しかしそれ故にこそ筆者は、患者とのあいだに生起したこの界面現象を、「唐突なタイミング」としてノエシス的に捉えるのである。

しかし、患者の「最近たばこ吸わんね」とか「コーヒーもろた?」といった言動は、それまでの緊迫した空気から一挙に和やかな場面へと転換させる。この転換は、中嶋[15][16]のいう「パースペクティブの転換」が、治療者側の腹芸的な働きかけを要することなく、患者側に生じた結果だといえる。だがその言動は、患者が筆者の微妙な変化（例えば普段より疲れた表情、覇気の無さ、イライラしているなど）を、それまでの言説上の流れとは異なる次元で、極めて鋭敏かつ先取り的に捉えたからかもしれない。患者はその鋭敏に捉えたものを言語化（「煙草吸わんね」、「コーヒーもろた?」）し、一方筆者はそれを唐突と感じたが、わずかに遅れて筆者自身のパースペクティブもそれに同調し、「ひと息ついては?」という小休止（労い）のメッセージ（「煙草で一服」、「コーヒー・ブレイク」）として読み取ったことで、筆者の気持ちがほぐれたのかもしれない。これはかつて松本[12]が記したような、統合失調症者との「接線的触れ合い」の瞬時における「治療者自身の差異化」といえる。

しかしこの時気持ちがほぐれたのは筆者だけではあるまい。場が和んだという筆者の実感は、結果として場を和ませた当の患者が醸し出す、普段は見せない柔和な表情のみならず、傍らにいて筆者と患者とのやりとりを傾聴していた看護師の微かな笑顔にも裏打ちされた、その時の気配、その場の総体的雰囲気に関するアクチュアリティによるものなのである。そして筆者はその時、まさに患者もその場の和やかな雰囲気を「ノエシス的に捉えている」と直感するのである。

Ⅳ　症例呈示―妄想型難治例S男のキャッチボール

臨床現場におけるこうした実践知から素朴に考えると、確かに「タイミングのとれなさ」は統合失調症患者の精神病理学的な本質の一端を示すものの、彼らが終始タイミングがとれず、いつも「全体をノエシス的に捉えることもできない」わけではないことがわかる。それは急性期から回復しつつある彼らが、少なからず作業療法やレクレーションのコーラスで声を合わせ、器楽で合奏をし、団体スポーツを楽しむ姿からも窺える。しかし一方でなかなか病態が安定せず、作業療法にも導入できない難治例もある。筆者はそうした症例の中で、ある唐突なタイミング、「接線的触れ合い」の契機から筆者の草野球仲間でもある看護師達とキャッチボールを始め、ソフトボール大会に参加し、「生き生きとした現在」を体験し得たと考えられる統合失調症患者S男について紹介しておきたい。

⑴　S男の病歴概略

S男は16歳で発病し、絶えず批判・注釈される内容の幻聴、考想伝播、思考吹入、被害関係妄想に加え、替え玉妄想や「エイズだ」とする心気妄想を認めた。病的体験の最中に顕著な粗暴行為を繰り返すため、18歳でA精神科病院入院後は長期に隔離を余儀なくされ、22歳時に当院転入院となった症例である。電撃けいれん療法を受けた過去も持つ。いくたびか薬物調整がなされていたが奏効せず、いわゆる処遇困難例であった。筆者がS男を担当することになった時彼は28歳で、当時も入院生活の多くを隔離室で過ごしていた。日中隔離解除して様子観察をしていても、ものの数時間でせわしなく独語をしながら廊下を歩き回り、すれ違う他患者に突然怒鳴っては暴力沙汰を頻発する。談話が成立する状態でも「魂を揺さぶって真空から突き落とされる」、「エイズや言いふらしよる」、「超能力使うて、すごい圧力かけて来よる」、「テレパシーで心も全部抜かれる」といった病的体験の陳述を、怒りと恐怖が混在したような表情で訴えていた。筆者の薬物調整も、睡眠障害が緩和される以外は著効せず数年が経過していたが、不穏時の抗精神病薬の早めの筋注と適宜臨時診察を行うことで、31歳頃からは可能な限り隔離をせずに対応していた。

(2) キャッチボールを始めた契機

32歳の春、S男がいつものように語気を強めて病的体験を訴え、妄想的首謀者への激しい批判を筆者に語っていた際、病棟の窓から見下ろせるグラウンドから、職員と患者達との間延びしたような掛け声が微かに聞こえていた。筆者はその声には特に気を取られるでもなく、カルテ記載をしながらS男の陳述に頷いていたが、その時S男は、突然「僕もキャッチボールしていい？」と窓の方を向いて筆者に尋ねてきた。話の流れが変わった。傍にいた看護師がそれとなく外を眺め、「ゲートボールの練習みたいですわ」と筆者に小声で告げたが、筆者はそのままS男の質問に応じる形で「野球してたことあるの？」と返した。

その日のS男の診察は、病的体験に関する緊迫したものから、過去の和やかな話（少年野球で投手だったが、転居などが重なって野球を断念した過去）へと変換されたまま終了した。（ちなみに、こうした普段の病的な文脈からはずれたかの過去を語る和やかな時間は、かつて樽味[17]が論じた「素」の時間にも相当しよう。しかし本症例におけるそれは、樽味の記述した症例のような、一回性のものとして治療者側に振り返られるだけのものではなく、後のキャッチボールを始めとする患者の臨床経過における、重要な展開点としての意義を持つものであった。）

だが、未だ急性期の最中にあるような病態にあり、つい先日も粗暴行為の見られた今のS男に、落ち着いてキャッチボールなどができるものだろうか。そんなことを沈思する筆者に一言、「中庭でちょっとやってみましょうか？」と告げてくれたのは、草野球チームの主力メンバーのひとりである若い看護師だった。

(3) キャッチボール開始

こうしてS男は時々中庭に出て、看護師達と短時間キャッチボールをするようになった。しかし、当初はキャッチボールという二者間のやりとりの間(ま)を全く考慮できず、切迫したように次々とボールを投げた挙句、すぐに落ち着かなくなって病棟に戻るということを繰り返した。相手の投げるタイミングに合わせて捕球動作を整えたり、相手の捕球の準備を確認してから、捕球しやすい所にタイミングよく球を返すといった、キャッチボールの基本ともいえるあうんの呼吸が成立していなかった。夜は空笑が増え、入眠に時間を要した。それでもS男は、看護師達にキヤッチボールを申し出、看護師達も時間の許す限りS男の荒れ球を受け止めた。

キャッチボールを始めて数カ月が過ぎた頃より、「最近はなかなかいい球筋で投げますよ」という看護師（草野球チームのエース）の印象が聞かれるようになった。診察場面でもS男は時々、「落ち着いて、魂守って投げたらええねんね。胸元やね。勘が戻ってきたわ」とキャッチボールの話題を口にするようになり、同時に病棟での粗暴行為も減少してきた。S男によると、キャッチボールを始めた頃は「球を投げるたびに魂を抜かれ、球を捕るたびに魂を入れられていたので、自分は抜け殻だった」が、日を追うごとに「少年野球時代の自分の魂」を思い出すようになったという。

(4) キャッチボールからソフトボールの合同練習へ

その年の初夏、例年通り精神科看護協会主催のソフトボール大会に向けての患者練習が始まった。S男はそれに参加したいと気色ばんだ。週2回の練習を指導するスタッフには、作業療法士のほか、S男とキャッチボールを重ねた看護師数人が関わっていた。検討の末、調子が悪くなればすぐ病棟に戻るということを前提に、S男の参加を認めた。だが、以前より落ち着いているとはいえ、なお病的体験の活発なS男が、どれだけ和を乱さずチーム内に溶け込めるだろう。いやその前に、1時間を越える練習の場に、果たして彼が不穏とならず留まり続けることができるのか、そういったことが危惧された。

予想通りS男は、一対一のキャッチボール程度は何とかこなせるようになっていたが、バッティング練習でも、スイング自体に野球経験者の片鱗は窺えるものの、投球された球にタイミングを合わせることができず、表情を硬くした。各ポジションに広がっての守備練習では、ノックを受ける自分の守備位置（当初は外野）でじっとしておれず、途中からはさかんに独語をしてあらぬ方向に駆け出したりするため、練習を中断して病棟まで急いで戻さざるを得ないこともあった。うまく打てず、またエラーをしたのは「悪い霊がいて、無茶苦茶妨害してくる」ためだといい、グラウンドで落ち着かないことについては「球場全体が悪霊に支配される。超能力を張りめぐらせよる。暗い雲を見ればわかる」と訴えたが、それでも練習の参加継続を筆者に懇願した。さすがの看護師達も、S男に手を取られ過ぎてチーム練習になり難いことを悩んでいたが、練習後にシャワーを浴び、すがすがしい表情をみせるS男の姿には、一時とはいえ安らいだ雰囲気が伝わってくるようになった。

S男の練習ぶりを筆者の草野球監督としての視点からみれば、投げる・打つ・捕る・走るという基本的能力は決して悪くないが、各々のタイミングが悪く、それらが連動しにくく、また選手間の連携に疎く、チームプレーの不得手なスタンドプレーヤーという印象であった。だがそれを精神病理学的にみれば、それらはいずれも自己と自己の「あいだ」、自己と他者の「あいだ」、自己とチームの「あいだ」といった、間主観的な「あいだ」の問題として、極めて統合失調症的な病理現象に収斂されるものだと考えられた。しかもそれは、キャッチボールという二者関係のものから小グループ、チーム全体へと、集団的行動の色彩が増すにつれ、つまり集合体としての間主観的な「生き生きとした現在」がより要求される局面になるにつれ、ますます目立ってくるような病理に思えた。ここで練習参加を中止させる選択肢もあったであろう。しかし筆者は、少なくとも練習後のS男の、以前には決して垣間見られなかったようなすがすがしい表情や、面談中に練習ぶりを述べる際の生き生きとした発話、そして何よりも「練習を続けたい」とする、本人の揺るがぬ意志を重視した。それらは統合失調症的な病理の枠外にある、回復への萌芽でもあると筆者は考えた。練習を指導する職員達も、S男の守備位置を目の届きやすい内野にコンバートし、頻回に掛け声をかけるという工夫をしながら、S男が自然とチームプレーに馴染めるよう配慮した関与を続けた。

(5)　ソフトボール大会出場とその後

8月の炎天下、S男は共に練習する看護師達と同じ程浅黒く陽焼けをしながら、ついに練習試合にも出場できるようになった。病棟に戻り、「ヒット出ました。暑かったけどね」と額の汗をタオルで拭いながら話すS男の表情には、野球好きの少年のような溌剌さがあった。試合に同行した看護師の報告では、「結構試合に集中できて、いいプレーもあったが、試合の終盤に表情が硬くなり、空笑が出始めていた」とのことであった。

秋となり、地区大会を勝ち抜いたソフトボールチームは県大会に出場することになった。この頃の診察では、S男は「気にせんで普通にやったらええねんね。皆が守ってくれるんやね」とか「一球入魂しても、自分の魂飛んでいかへんね」といった、予期不安を振り払うような言動が見られた。しかしその一方で、他患を妄想の首謀者に見立て、怒りを込めて被害的に訴えるような以前の激しい談話は影を潜め、入眠困難も解消されていた。

県大会当日、S男は見事な活躍を見せた。決勝戦でもS男は主力選手のひとりとしてファーストを守り、3安打を放った。敗れはしたものの、「楽しかった。ナイスゲームやった。来年も出れるね、先生」と快心の笑みを見せた。朝出発して夕方帰院するという当日の日程中、病態の動揺はほとんど認めなかった。

ソフトボール大会も終わり、合同練習も今年は終了となった。S男はしばらくの間、診察場面では大会時の余韻を楽しむように、チームの活躍ぶりを語っていた。筆者はS男のその臨場感ある話しぶりから、確かに彼はその時、チームの一員として間主観的な「生き生きとした現在」を体験したのだと感じた。

冬に入る頃には、診察中にソフトボール大会の話題が出ることはさすがに減り、以前程ではないが妄想的な文脈の陳述がやや優位を占めるようになった。しかし室内で行えるバレーボールの練習には参加し、「魂を揺さぶられることは、前よりずっとまし。アタックもタイミングやね」といった話が挿間されるようになった。看護師達とのキャッチボールは、晴れた日の昼下がりなどに、中庭ではなく日当たりの良いグラウンドで、真冬の間も続けられた。その様子にかつての切迫さはなく、相手との間(ま)を取りながら、落ち着いて捕球し、胸元に投げ返すといった、キャッチボールの基本は甦ったままであった。

V　症例S男の考察

(1)　経過のまとめ

上述したエピソードは、診察中の患者の唐突といえるタイミングでの「キャッチボール希望」を捉えて、それを治療的につなげていった経緯を記したものである。症例を振り返りつつ整理すれば、まず①S男の「キャッチボール希望」という、それまでの談話の流れの突然の変化から、②かつては野球少年であった過去の話を語る時間が引き出され、S男の入院生活にキャッチボールが導入されることとなった。さらに③キャッチボールという二者間での練習から、④ソフトボール合同練習での集団における体験を経て、⑤試合という実践の場でチームとしての「生き生きとした現在」を体験し得た、ということになる。この経緯の中で、S男の臨床経過は小波を呈しながらも改善の方向へと大きな軌跡を描いた。そして⑤からしばらくの間、病的体験の極めて軽減した時期を経て、それよりは症状が湧出するものの、一定の安定を得たまま現在に至っている。

さて上記の①~②の段階は、個人面接のやりとりの中で醸成された「パースペクティブの変換」(中嶋[15][16])であり、また「素」の時間(樽味[17])における「接線的触れ合い」(松本[12])という、主治医・患者間に生起した現象として語られる統合失調症臨床といえよう。

しかし③~⑤段階におけるダイナミックな展開では、キャッチボールやソフトボールを介した、スタッフと患者との躍動感ある非言語的交流が中心を占めた。かつて筆者は、破瓜病者が軽躁患者との濃密な二者関係から対人交流の幅を広げた症例について、その非言語的関与の重要性を論じたことはあるが[10]、それとてスポーツのような、明らかに身体を通しての関与というものではなかった。しかし本症例における③~⑤の展開では、まさにスポーツにおける交流の中に病状の改善が見られた。この過程には多くのスタッフ達、とりわけ筆者の草野球仲間でもある看護師達の存在が不可欠であった。

(2) グラウンドでみせるS男の病理

ところでS男は、当初のキャッチボール体験を「球を投げるたびに魂を抜かれ、球を捕るたびに魂を入れられていたので、自分は抜け殻だった」と語っていた。S男によれば、抜かれる魂は「自分のもの」で、入れられる魂は「他人のもの」のようだという。そこには投球する自己から自己自身がその都度奪取され、また捕球する自己が（妄想的）他者にその都度侵入されるという「つつぬけ体験」[14]がある。野球では「（自分が）球に魂を込めて投げる」とか「（相手の）魂の込もった球を受ける」といった比喩的表現が使われることはあるが、S男には、それがまさに自・他の「魂」の動きとして、具現化したもののように体験されていた。S男のいうこの「魂」とは、キャッチボールにおける、本来なら二者間で自明に感じられるはずの非言語的やりとり、つまり人と人の「あいだ」のノエシス的営為が成立せず、奪取され、侵入されるノエマ的なもの（＝「魂」）として、S男の中で空転して立ち現れた産物だと考えられた。

このS男の病理は、運動する自己と自己身体の「あいだ」にも見られた。守備練習で、意識の上ではノックの飛球を捕ったつもりが後逸したり、打撃練習で、打ったつもりがタイミングを損ね、バットが空を切る。こうした体験は、自己の意志だけでは制御できないことを我々は自明のこととしている。自己の思惑をはずれて運動してしまうこのような身体も、通常は自己自身の身体のこととして自己に包摂される。あるいはメルロ＝ポンティ[13]を援用すれば、こうした身体運動の知覚も、その知覚が自己に先立って自己自身を規定する根拠となっているともいえる。ところがS男は、そうした自分のプレーを「悪い霊の妨害」によるものと述べていた。この陳述は、自己に先立つ身体運動の一部が自己自身のものとして請け負えず、他者性を帯びた「妨害された」身体として、自己から乖離してS男に実感されていた可能性を示唆する。

しかし、こうした「あいだ」の病理を持ちながら、それでもS男は、キャッチボールを希望し続け、ソフトボールへの参加を懇願した。その意志自体は決して病理的なものではないだろう。彼は昔野球少年だった。そして今も野球が好きなのである。恐らく彼は、身体を躍動させながら、チームと共に「生き生きとした現在」を体現し得た過去を持っている。そしてその再現を希求している。筆者は、彼のその希望を全うさせていく過程にこそ、彼の「あいだ」の病いを癒していく糸口があるのではないかと考えた。だがS男の希望を叶えながら、そこに治療的効果を見出せると思えたのは、彼との信頼関係が築かれ、彼の病態をよく理解しているのみならず、野球に長け、チームワークの妙をも体現できている看護師達の存在があったからこそである。

(3) 草野球をする看護師達の関与がなぜよかったか

というのも、例えばキャッチボールについて考えてみよう。キャッチボールというものは、2人の人間が一定の距離を置いて球を投げ合うというだけの、単純な運動ではない。二者間に生じる間合いやリズムといったものの微妙な歩調合わせ、いうなればあうんの呼吸が極めて大切になってくるものである。あうんの呼吸が揃えば、場合によってはキャッチボールをするだけで、相手のその日の体調や気分状態まで感じ取れる時もある。

ところが、投げ返す相手が野球の不得手な者である場合と野球経験者の場合とでは、その呼吸合わせにも大きな差が出る。野球経験者の場合、キャッチボールでのそうした間(ま)を相手とうまく同調させていくような、独特の感覚が体に馴染んでいることが多い。現役の選手では特にそうだろう。

こうした野球経験者とのキャッチボールでは、それが投球・捕球といった基本動作(型)の良い模範として鏡像的に働くのみならず、こちら側のぎこちない間合いの投球にも、いつの間にか滑らかさが出て、息が合うように感じられやすい。そこには会話ではなく、球のやりとりから紡ぎ出される非言語的な交流における、ある種の癒しさえあるように思う。

S男はキャッチボールを続けるにつれ、次第に「魂守って投げたらええねんね」といい始め、「少年時代の自分の魂」を思い出すようになったという。その背景を考える時、草野球を今も続ける看護師達の、上記のような働きかけを抜きには語れない。

また、野球やソフトボールには限らないが、団体スポーツの魅力というのは、何といってもチーム全体で共有される「筋書きのないドラマ」、「我を忘れて」の歓喜であろう。個々がそれぞれの意思だけで体を動かしていては、チームとしての「生き生きとした現在」は味わえない。チームが一丸となっていくためには、選手個々に共通する目的意識、目指すべき目標が必要で、それは例えば「〇〇大会優勝」といったわかりやすい標識（結果目標）[7]を打ち立てるのもよい。しかし筆者のいう歓喜とは、成績結果ではなく、一丸となったチームに自らも没入している瞬間、そのアクチュアリティの体現そのもの、いわばハレの舞台における「恍惚」とでも表現すべきものなのである。（そのためには、ある程度選手個々人の野球技能の高さも要するだろう。しかし「チームの動機づけ雰囲気」に注目する伊藤[8][9]によれば、チームの雰囲気を熟達志向的に認知している選手の方が、成績志向的に認知している選手よりも、チームへの適応力が高く、しかも課題目標を持つ傾向が高いという。したがって、チーム全体の雰囲気があまりに成績志向的であり過ぎては、結果的に選手の技能も上達しにくいということになる。）

この「恍惚」に関しては、例えばバタイユ[1][2]に依拠しながら独自のスポーツ身体論を展開する稲垣[6]の論述が参考になる。稲垣は「舞踊・武術・スポーツする身体とは、まさに、主体と客体の垣根が取り払われ、お互いに自在に交流・交信し合う〈身体〉に向かう身体」、すなわち「『エクスターズ』する〈身体〉である」という。バタイユのいう「エクスターズ」（extase「脱存」）とは、「徹底した『恍惚』状態の極限、すなわちいかなる生存の根拠（神、規範、理性）も消滅してしまった先に広がる『生』の根源を定位したもの」とされる。しかし稲垣は、「バタイユの恍惚」に近いような「エクスターズ」する身体は、「非日常的な『感動』を体験したいという衝動を引き起こす身体」（「感動する身体」）として皆が共有しているものでもあるという。草野球で筆者が感じる「恍惚」も、この「感動する身体」のひとつと考えられるかもしれない。

こうした「恍惚」を筆者と共に草野球で体現している看護師達がソフトボールチームをまとめ、団体スポーツの楽しさをメンバー全体にさりげなく浸透させていくことで、チームの雰囲気は格段に良くなった。筆者は、野球少年であったS男が、そうした対人環境の下でソフトボールをしていく過程に、いくらかでも少年時代の「生き生きとした現在」を呼び戻す機会がないかと考えたわけである。

また、このキャッチボールやソフトボールを、広く「遊び」と捉えてもいいだろう。かつて湯浅(18)は統合失調症者の治療およびリハビリテーションにおける「遊び」にみられる治療的アプローチを「遊びかけ」と名付け、その特徴を覚書風に綴った。そのいくつかを列挙すれば、①遊びかけは、治療者が遊びにポジティブな感じを持っている程成功しやすい、②患者各自の遊びへの志向性または指向性を見立てるには、治療者が共に遊び、その動向に気配りしていることが役立つ、③「遊べない」患者に対する遊びかけの第一歩は、治療者の魅力や誘惑に始まる場合も少なくない、④遊びかけは、本人と治療者の嗜好に合わせるのがよく、治療者の好みだけで患者の遊びを左右すべきではない、ということである。この治療者の諸特徴を本症例における看護師達に置き換えてみれば、日頃から草野球をポジティブに思い、共にプレーをしながらS男の動向に気を配り、プレーヤーとしても魅力を持ち、S男の野球好きとも合致するというふうに、湯浅のいう諸特徴とよく符合している。

ソフトボールの合同練習を始めた頃のS男は、球場全体を「悪霊に支配されている」ものと感じ、その象徴を空の「暗雲」に見た。それはトレマ（戦慄）における世界没落体験(3)といえよう。しかしS男はそう実感しながらも球場へ向かい、フィールドに立った。一方看護師達も、フィールドで途惑い、あるいは見当違いな所に向かいそうになるS男にその都度声を掛け、ノックをし、打席に立たせた。その働きかけに、S男は次第に応じるようになり、いつしか「悪霊」は球場を支配しなくなった。練習試合に参加する頃には、かなり試合に集中できるようになり、県大会終了後には「楽しかった。ナイスゲームやった」と試合を振り返るまでになったのである。

筆者は、「遊びかけ」の治療者的諸特徴を備えた、この看護師達のS男への細やかな関与に、日頃草野球の試合でみせる彼らのあうんの呼吸、「つうかあ」の関係、そして「フォア・ザ・チーム」の共有感覚といったものが遺憾なく発揮されているように感じた。それらは「あいだ」の病理を持つ統合失調症への関与を実践していく際に、極めて興味深いヒントを提供していると思われる。しかし、その根幹として筆者が強調しておきたいことは、S男の「野球がしたい」という意志と、それに応えるべくS男と共に、いやチーム全体として「生き生きとした現在」を共有しようとした彼らの思いの共鳴である。それは統合失調症臨床に限らず、広く人と人の「あいだ」にも通底した、大切なことがらに相違ない。

Ⅵ　おわりにかえて

ふりかえるに筆者の精神科臨床は、そのスタートから草野球とは無縁ではなかった。研修医として精神科臨床を始めたのと同じ頃、筆者は短いあいだではあったが「クーパースタウン・ファウルズ」(4)という草野球チームに属した。当時筆者は、臨床現場で悪戦苦闘しながら、休日草野球の試合に向かう電車の中で、あるいは夜月明かりの下で素振りをしている最中などに、ふと担当患者の精神病理を考えた。患者のことを考え、草野球で汗を流し、病院で指導医から臨床の手ほどきを受けた。そこで、実践知の大切さを筆者に示したのが中嶋(15)であった。勤務先が変わっても、筆者は時々患者達とソフトボールを興じながら、非言語的な治療アプローチについて考えていた記憶がある。

20年の歳月を経て、先日たまたま樽味(17)の著作集の中に記された「白球礼賛」(4)を見つけ、「クーパースタウン・ファウルズ」時代のことを思い出した。この草野球チームの監督こそ、「白球礼賛」を著した詩人平出(4)(5)本人である。「野球は『天職』、その余は身過ぎ世過ぎの、『副業』にすぎないというのが、わがチームの思想である」という平出の言葉(5)は決して酔狂ではない。当時彼が実現していた草野球チームは、年間65試合をもこなし、自球団歌を唄い、レロン・リー（元大リーガー、日本ではロッテ・オリオンズに在籍した）を打席に立たせ、合宿では草野球俳句を詠んだ。[4] 彼らは草野球をこよなく愛し、詠い、笑い、汗を滴らせ、真剣に思索していた。筆者はそこで、「草野球を生きる」ことの純粋さと豊穣さに目が眩んだ。このチームでの体験は、それまでの筆者の草野球感を大きく揺るがすのみならず、その後、筆者が精神科臨床において患者の趣味や生きがい、作業療法、レクレーション、そして治療共同体というものを考える上での礎になったことはいうまでもない。

こうして筆者は、自分の草野球遍歴と精神科臨床の因果を改めて感じながら、この小論を書こうと思いついたわけである。草野球も精神科臨床も、野にあって味わい深いものだという点で、筆者にとっては馴染みやすいフィールドなのかもしれない。

文献

(1) Bataille, G.: L'Expérience intérieure, édition revue et corrigée, suivie de Méditation et de Post-scriptum, 1953, Gallimard, Paris, 1954.（出口裕弘訳「内的体験」『無神学大全』平凡社、東京、1998）

(2) Bataille, G.: Le non-savoir (Euvres complètes de Georges Bataille, tom Ⅻ). Gallimard, Paris, 1988.（西谷修訳『非-知—閉じざる思考』（新訂増補）平凡社、東京、1999）

(3) Conrad, K.: Die beginnende Schizophrenie – Versuch einer Gestaltanalyse des Wahns. Zweite Auflage.

Thieme Verlag, Stuttgart, 1966（第2版）.（山口直彦、安克昌、中井久夫訳『分裂病のはじまり―妄想のゲシュタルト分析の試み』岩崎学術出版社、東京、1994）

(4)　平出隆『白球礼賛　ベースボールよ永遠に』岩波書店、東京、1989

(5)　平出隆『ウィリアム・ブレイクのバット』幻戯書房、東京、2004

(6)　稲垣正浩『〈スポーツする身体〉を考える』スポーツ学選書16、叢文社、東京、2005

(7)　磯貝浩久「スポーツにおける目標設定」日本スポーツ心理学会編『最新スポーツ心理学―その軌跡と展望』大修館書店、東京、45―54頁、2004

(8)　伊藤豊彦「スポーツにおけるチームの動機づけ雰囲気に関する研究」『山陰体育学研究』12、21―30頁、1997

(9)　伊藤豊彦「スポーツへの動機づけ」日本スポーツ心理学会編『最新スポーツ心理学―その軌跡と展望』大修館書店、東京、34―44頁、2004

(10)　菊池慎一「軽躁患者との『共生生活』を契機に荒廃像の改善がみられた慢性分裂病の2症例」『精神科治療学』8、705―712頁、1993（本書所収）

(11)　木村敏『偶然性の精神病理』岩波書店、東京、1994

(12)　松本雅彦「『治すこと』と『治ること』―分裂病治療における『接線的触れ合い』について―」土居健郎編『分裂病の精神病理16』、東京大学出版会、東京、139―166頁、1987

(13)　Merleau-Ponty, M.: La Phenomenologie de la Perception. Gallimard, Paris, 1945.（竹内芳郎、小木貞孝訳『知覚の現象学』みすず書房、東京、1967）

(14) 長井真理『内省の構造―精神病理学的考察―』岩波書店、東京、1991
(15) 中嶋聡『分裂病の実践知と治療』金剛出版、東京、1994
(16) 中嶋聡「分裂病性二重見当識に関する一考察―『その場性』の視点から―」『臨床精神病理』17、187―198頁、1996
(17) 樽味伸『臨床の記述と「義」―樽味伸論文集―』星和書店、東京、2006
(18) 湯浅修一「遊ぶ患者―分裂病者と遊楽」永田俊彦編『分裂病の精神病理と治療5』、星和書店、東京、239―265頁、1993

(『治療の聲』第8巻第1号、65―74頁、2007)

こうして自分の足跡を改めてふりかえると、精神医学の主流や中核のテーマとは少し離れた、枝葉末節とも捉えられがちな論点が多いな、とわれながら苦笑してしまいます。

ですが、私達が大樹の健康状態を知ろうとするとき、大きな幹ではなく、端っこの枝ぶりや葉の色合いの微妙な変化に着目するように、臨床現場でも、一見枝葉にみえるような些細なことへの気づきが、その後の治療展開に大きくつながることも稀ではありません。枝葉末節の状態は、実は地下に隠れて大樹を支え続ける根の様子を伝えるものである、というのが臨床医としての私のささやかな実感です。そんな思いを少しでも読者の皆様にお伝えできたとすれば、それ以上の喜びはありません。

最後になりましたが、私に精神科臨床の厳しさと醍醐味を教えて下さった研修医時代の国立精神神経センター武蔵病院およびレジデント時代の国立療養所鳥取病院の多くの諸先輩方に、心より感謝致します。また、今も臨床の場を与えて下さる宝塚三田病院、向陽病院、たぞえ診療所の皆様、そして貴重な洞察の機会にさせていただいている神戸臨床精神病理研究会の皆様にも、この場を借りて厚く御礼申し上げます。

なお、本書の編集にあたっては星和書店の岡部浩様に大変お世話になりました。どうもありがとうございました。

２０１０年３月

菊池　慎一

著者略歴

菊池　慎一（きくち　しんいち）

1960年兵庫県生まれ。
鳥取大学医学部卒業後、国立精神神経センター武蔵病院、国立療養所鳥取病院（現・国立病院機構鳥取医療センター）を経て、宝塚三田病院勤務。
専攻は臨床精神医学、精神病理学、精神薬理学、産業医学など。

精神薬理学関連の論文としては、共著に「抗精神病薬調整中に発現したWPW症候群の2症例」（臨床精神薬理、2003）、「向精神薬による房室ブロックの発生機序」（同、2005）、また小説のジャンルで、著書に「センチメンタル緑豚」（文芸社、2009）がある。

統合失調症回復への糸口

2010年5月15日　初版第1刷発行

著　者　菊池慎一

発行者　石澤雄司

発行所　株式会社 星和書店

東京都杉並区上高井戸1－2－5　〒168-0074
電話　03(3329)0031（営業）／03(3329)0033（編集）
FAX　03(5374)7186
http://www.seiwa-pb.co.jp

ISBN978-4-7911-0738-4